"十三五"国家重点出版物出版规划项目
前沿科技普及丛书

刘 锐 著

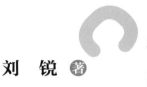

SLOWING
DOWN
AGEING
PROCESS

拨慢
生命时钟

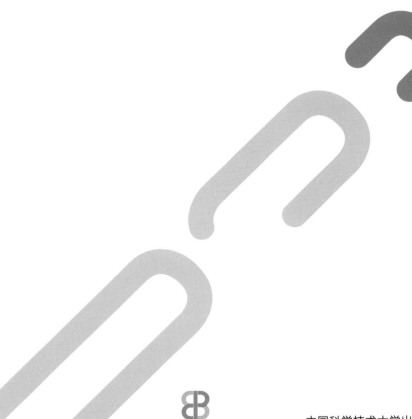

中国科学技术大学出版社

内 容 简 介

本书从细胞、端粒、端粒酶、癌细胞、衰老、程序性死亡、"永生"等多方面着笔,以通俗的语言表述、完整的知识体系、生动形象的比喻、绚丽写实的图片,向青少年展现微观领域的诸多生命奥秘,解答大家关注的生命疑问,激励大家将来向未知的领域发起挑战!

本书适合青少年阅读。

图书在版编目(CIP)数据

拨慢生命时钟/刘锐著.—合肥:中国科学技术大学出版社,2020.7
(前沿科技普及丛书)
ISBN 978-7-312-04471-7

Ⅰ.拨… Ⅱ.刘… Ⅲ.人类—寿命(生物)—普及读物 Ⅳ.R339.3-49

中国版本图书馆CIP数据核字(2019)第073976号

BOMAN SHENGMING SHIZHONG

出版	中国科学技术大学出版社 安徽省合肥市金寨路96号,230026 http://press.ustc.edu.cn https://zgkxjsdxcbs.tmall.com	**开本**	710 mm×1000 mm 1/16	
		印张	6	
		字数	92千	
印刷	鹤山雅图仕印刷有限公司	**版次**	2020年7月第1版	
发行	中国科学技术大学出版社	**印次**	2020年7月第1次印刷	
经销	全国新华书店	**定价**	50.00元	

本书有少量图片来自网络,编者未能与著作权人一一取得联系,敬请谅解。请著作权人与我们联系,办理签订相关合同、领取稿酬等事宜,联系电话0551-63600058。

　　面对高速发展的科学技术,面对尚未普及的科学知识,我多次想提笔写一些科普作品。在这样一个科学大发展的时代,科研不能只是高高在上的阳春白雪,也应该是广接地气的下里巴人。

　　社会需要更多掌握基础科学知识的民众,我希望用简单的语言将自己的知识告诉大家,尤其是告诉渴望更加深入认识世界的青少年。我们平时习惯于在网络中获取碎片化的知识,但是我们有没有想过,在这些碎片化的知识之外,我们究竟还学到了些什么?

　　在这个知识爆炸式增长的时代,我们应该尝试了解一些与我们生活息息相关的科学知识,尤其是关于生命本质的知识。本书撷取了生命科学发展中的一个重要的话题——人类的衰老和寿命极限介绍给大家。

　　在人的生长发育过程中,衰老和死亡都是我们无法避免的生理现象。衰老的过程应该是渐进的,可是世界上也有一些人,他们虽然只有十几岁甚至几岁,但是看起来却有着几十岁人才有的苍老面孔,体内各个组织的机能也在走下坡路。这不禁引发我们深思,究竟是什么样的机制在控制着人体的发育和衰老呢?我们是否可以延缓衰老?本书将针对这些问题展开探讨。

我将抛开晦涩的专业术语,用简单的语言"描写"科学,让更多的小读者了解人类的寿命极限和影响生命长短的诸多因素,并能在故事中体会科学的魅力与科研的艰辛,同时学会运用知识的利刃在成长的道路上披荆斩棘。

"乘风破浪会有时,直挂云帆济沧海!"

目录
CONTENTS

第1讲 人类寿命的疑问

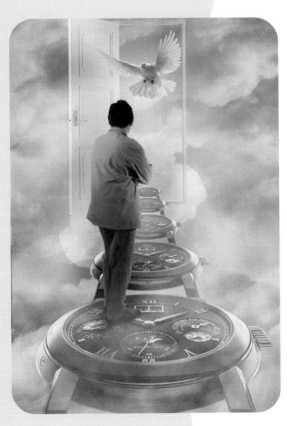

时间之源示意图

　　长生不老一直是人类最伟大的梦想。中国古代的很多帝王对永生都有着近乎狂热的追求,他们炼丹服药以求长生不老,却不知这些丹药绝大多数都含有有毒的重金属。这些重金属在体内很难代谢,长期服用会导致大量的重金属在体内堆积。不仅不能延年益寿,反而会因此一命呜呼。我们熟知的秦始皇嬴政、唐太宗李世民等人,都是在壮年早逝,这与他们服用"仙丹"不无关系。

　　由于自然灾害、战争、疾病、生产力低下等因素,古人的平均寿命往往只有二三十岁。2019年5月发布的《2018年我国卫生健康事业发展统计公报》显示,我国居民人均预期寿命为77岁,巨大的差异不禁让人产生疑问:人类的寿命极限究竟是多少?

1. 800岁的彭祖

据《国语》和《史记》记载,我国古代有位叫彭祖的人活到了"800岁",乃至东晋著名医学家葛洪还为他单独立传,这是怎么一回事呢?

原来在彭祖的家乡——现在的江苏省徐州市,有一种以60天为一年,俗称"小甲子"的特殊纪年法。据此换算一下,彭祖活了约48000天,也就是132岁左右。与普通人相比,彭祖的寿命的确是一个奇迹!难怪后人对彭祖尊崇有加,于是"800岁的彭祖"这一说法便流传了下来。

2. 73、84的传言

在民间广泛流传着这样一句话——"73、84,阎王不叫自己去",这句话的大致意思是,73岁或84岁是老年人的一个年龄坎,很多老年人都会在这时去世或者罹患重大疾病。人们为什么会有这样的认知呢?

其实,这一说法源于古人对儒家思想的推崇。孔子(前551—前479)享年73岁(虚岁),孟子(前372—前289)享年84岁(虚岁),以孔子和孟子为代表的儒家思想影响中国2000多年。人们为了表达对两位儒家大师的崇敬,就认为自己的寿命不能超越这两位圣贤,于是就有了这样的民谚。

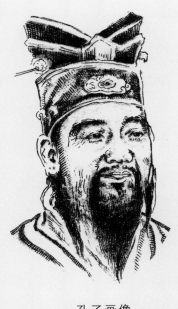

孔子画像

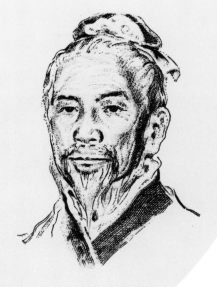

孟子画像

　　这一说法深入人心的另一个原因源自心理学上的"心理暗示"。我们身边的老人并非仅在这两个年龄去世，只是因为有着这样的说法，大家就对这两个岁数去世的老人特别地在意。每当听到有人在这两个年龄去世，就会对这一说法加深一次印象，相当于在大脑中又进行了一次强化。久而久之，这样的说法便在心里固化下来。

3. 10岁的年龄,80岁的面孔

正常情况下,人类的面容和年龄应该是基本相符的。不时出现的一些所谓的"逆生长"现象,其实与个人的心态、生活习惯、保健方式和化妆手段等密不可分。

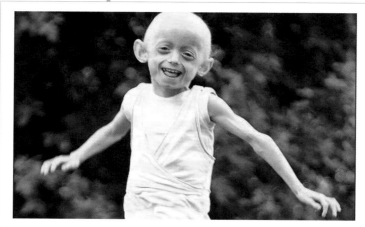

早衰症患儿

从呱呱坠地的孩童到两鬓如霜的老者,我们的容颜会逐渐发生变化,会增长皱纹,会产生白发,身体的机能也会退化,甚至会出现驼背、行动迟缓和言语缓慢等现象。

现实生活中还有这样一类人,他们可能只有几岁,但是看起来却像七八十岁的老人一样,满脸的皱纹、花白的头发。其实,他们是早衰症(又称儿童早老症)患者,具有一些共同的特征,如发育延迟、头发稀少、皮肤老化、头皮血管突出和骨质疏松等。他们正处在含苞待放的年龄,为什么会出现衰老症状呢?

研究发现,早衰症和遗传存在着密切的联系,早衰症患者一般在20岁前就会死亡。有人做过比较,早衰症患者每过1天大约相当于正常人过10天,就像《西游记》里描述的"天上一日,下界一年"一样。早衰症的发病率为八百万分之一到四百万分之一,家族中只要没有这方面疾病的遗传史,除非发生基因突变,否则不必担心这种疾病会发生在自己和家人身上。

　　早衰症向人类释放了一个重要的信号,那就是人体中一定存在控制衰老的机关,当这一机关被触碰时,就会开启人体的衰老进程。

4. 裸鼹鼠的启示

　　裸鼹鼠是一种啮齿类动物,看上去如同生化灾难中的变异生物。由于长期生活在地下,裸鼹鼠的眼睛高度退化,几乎丧失了视觉,皮肤表面几近无毛。虽然它的形态丑陋,但却被科学家寄予了厚望:"它的基因密码可以帮助我们打开人类长寿的基因宝盒。"

　　裸鼹鼠的寿命可达30年,大概是普通家鼠寿命的10倍。裸鼹鼠为何能够如此长寿呢?科学家卡尔·罗德里格斯研究发现:裸鼹鼠的细胞因子可以有效地保护体内的"垃圾清扫工具"——蛋白酶的活性,从而降低衰老的速度。

　　另外,裸鼹鼠还有一个值得关注的特点,它从不会患癌症。2013年世界顶级学术杂志《自然》上发表了一篇关于裸鼹鼠的研究文章,文章指出在裸鼹鼠体内存在着一种称作透明质酸的物质,这种物质在细胞表面大量富集,使得细胞之间的联系变得相对敏感,当细胞接触过于紧密时,透明质酸就会发挥作用,让细胞停止分裂,从而防止癌细胞的产生。

裸鼹鼠是科学研究中的模式生物,对它的研究一直持续。裸鼹鼠身上尚有许多的秘密有待揭开,我们期待通过对它的研究,有一天人类的生命质量能够得以提高,生命长度得以增加。

　　目前看来,理论上的极限寿命在短期内是难以实现的。应从外界的环境和内在的基因着手,不断地寻找新的方法来延缓人类衰老的步伐,降低生命时钟的转速,以提升我们的生活质量,增加我们的寿命阈值。

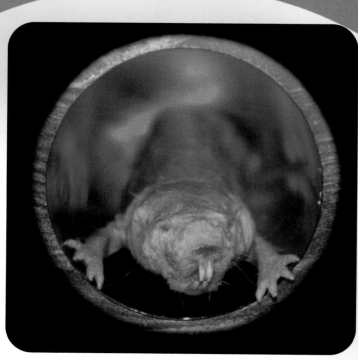

裸鼹鼠

细胞的英文名称是"Cell",直译为"小室""小房子"。动物和植物皆由细胞和细胞的产物所组成,物种的体型差异是由细胞的种类和数量不同导致的。物种的寿命也是由其细胞的寿命决定的,那么作为生命的最小组成单位,细胞是如何影响人类寿命的呢? 让我们首先从细胞的发现说起。

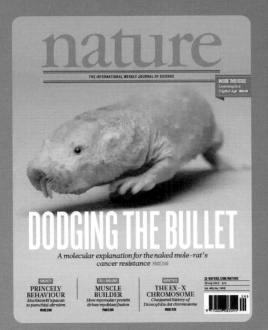
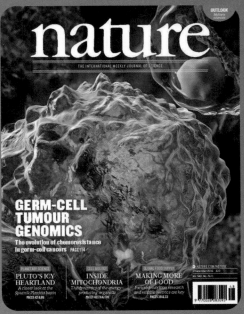

《自然》杂志封面

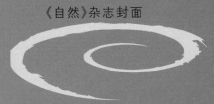

　　注 模式生物是被生物学家选定的,用于揭示某种具有普遍规律的生命现象的生物物种,如四膜虫、果蝇、小鼠等。模式生物应具有如下特点:(1)有利于解答研究者关注的问题,能够代表生物界的某一大类群;(2)对人体和环境无害,容易获得并易于在实验室内饲养和繁殖;(3)世代短、子代多、遗传背景清楚;(4)容易进行实验操作。

第2讲
细胞的寿命

1. 显微镜下的跳蚤

　　人眼的最小分辨距离约为 0.1 毫米,即两条平行线的间距如果小于 0.1 毫米的话,那么这两条线在人眼中就变成了一条线。在显微镜发明之前,人类只能看到动物和植物的外观,要想深入地观察它们的细微结构无异于白日做梦。因此,在相当长的一段时间内,人类对于细胞的研究一直踏步不前。

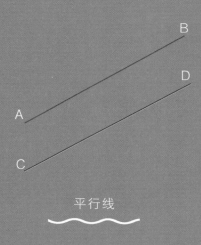

平行线

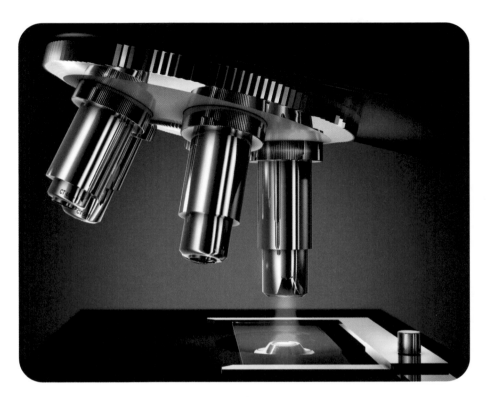

显微镜

　　为了探索未知世界,人们开始磨制各种透镜。1590年,荷兰的眼镜制造商 H.詹森和 Z.詹森在不断打磨镜片的过程中,偶然地在一根圆管的两端分别装上了一块凸透镜和一块凹透镜,他们发现通过它可以把原先很小的东西放大到以前无法达到的倍数。这一发现帮助他们制作出世界上第一台原始的复式显微镜。

　　第一批复式显微镜的显微倍数只有十几倍,但是已能够让人们看清楚一些原本看不见的小物体。当时的科学家伽利略甚至宣称,"在他的显微镜下,苍蝇竟然有羔羊般大小。"这一比喻虽显夸张,却充分表现出科学家们激动的心情。当时,人们都喜欢用它来观察跳蚤,所以这种显微镜又被亲切地称为"跳蚤镜"。

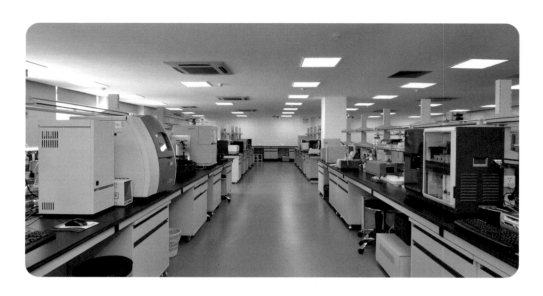

中国科学技术大学高级显微镜室

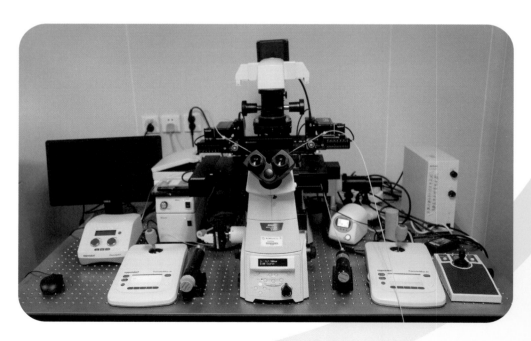

显微镜

随着科技的发展，新的观察手段层出不穷。目前，人类已知的最小细胞是支原体，它的直径仅有100纳米；而鸵鸟的卵细胞长度一般可达10厘米。我们经常吃的鸡蛋黄，实际上就是一个卵细胞。

 注

1米＝1 000毫米

1毫米＝1 000微米

1微米＝1 000纳米

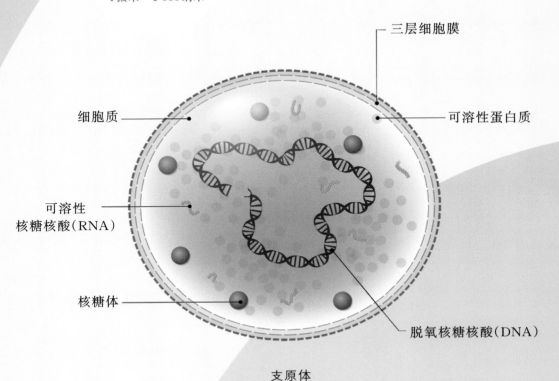

三层细胞膜

可溶性蛋白质

细胞质

可溶性
核糖核酸（RNA）

核糖体

脱氧核糖核酸（DNA）

支原体

生物个体体积的差异究竟是组成细胞的大小不同还是组成细胞的数量不同导致的呢？换句话说,鲸鱼比蚂蚁大的原因是因为鲸鱼的细胞比蚂蚁的大,还是两者细胞大小相似,只是鲸鱼的细胞数量要远远多于蚂蚁的呢？

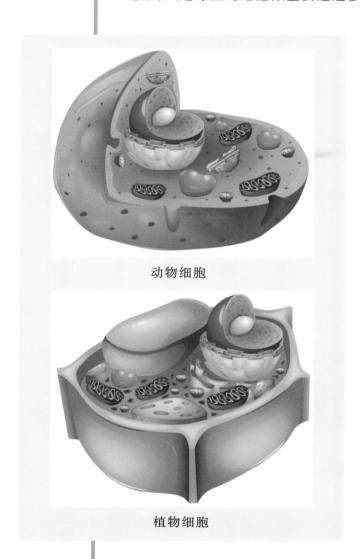

动物细胞

植物细胞

研究发现,无论是植物细胞还是动物细胞,绝大多数生物的细胞体积大小相近。生物的体积大小主要取决于它的细胞数量的多少。

2. 永生的癌细胞

在我们身边存在着一些长生不老的细胞,其中癌细胞便是一种名副其实的永生细胞。在没有外界干扰的情况下,如果有合适的生长环境,那么癌细胞就会一直不停地生长下去。

最著名的一株癌细胞叫作海拉(HeLa)细胞。1951年,美国女子海莉耶塔·拉克丝(Henrietta Lacks)发现自己的腹部经常疼痛,于是前往医院接受治疗。主治医生从她身上采集了相关的细胞组织进行培养和检测。当年10月,拉克丝不治身亡,但奇怪的是,从她身上采集的细胞依然存活,并每隔24个小时就复制倍增一次,因此海拉细胞被称为"不死细胞"。

当皮肤、体内器官受到伤害或者新细胞生长发育时,细胞会从两端向中间对向生长,当两边的新细胞触碰到一起时,生长就会停止,这就是接触抑制,它是正常细胞乃至人类生存的一条关键法则。接触抑制保证了整个器官的表面是平坦的,但是癌细胞突破了这一限制。癌细胞在相互接触后,还可以不断地堆叠生长,形成一个瘤状突起,失去控制地持续增殖、疯长,形成肿瘤。

3.生殖细胞

另一种重要的永生细胞是生殖细胞,它可以在岁月的长河中不断地繁殖和生存下去,直至该物种灭亡。也许有人会问,个体会不断地死亡,怎么能说生殖细胞是永生的呢?

我们看待生殖细胞的存在,不能只看一个个单独的个体,更重要的是看这个物种的发展和延续。一个物种的生殖细胞从第一个个体开始,不断地延续,产生第二代、第三代……代代相传,这恰好体现出生殖细胞的永恒。

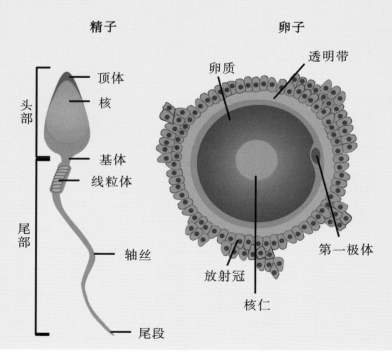

人类的精子和卵子

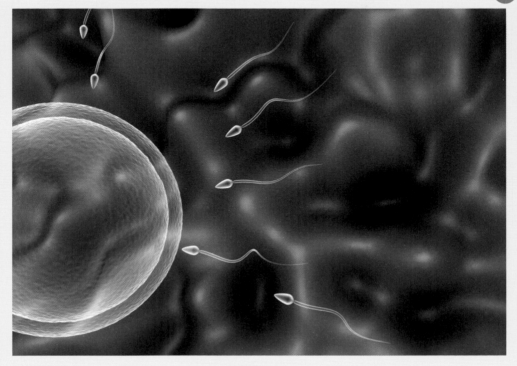

受精示意图

4."百变星君"干细胞

干细胞是一种来源于胚胎、胎儿或成体内,具有自我复制能力和多向分化潜能的特殊细胞。干细胞最大的特点是没有完全分化,是一种不太成熟的细胞。也正因为干细胞不太成熟,所以它具有分化成体内不同种细胞的可能,因此它又被称为万能细胞。当干细胞开始分化,成为只具有一种功能的细胞时,也就意味着该细胞开始衰老。

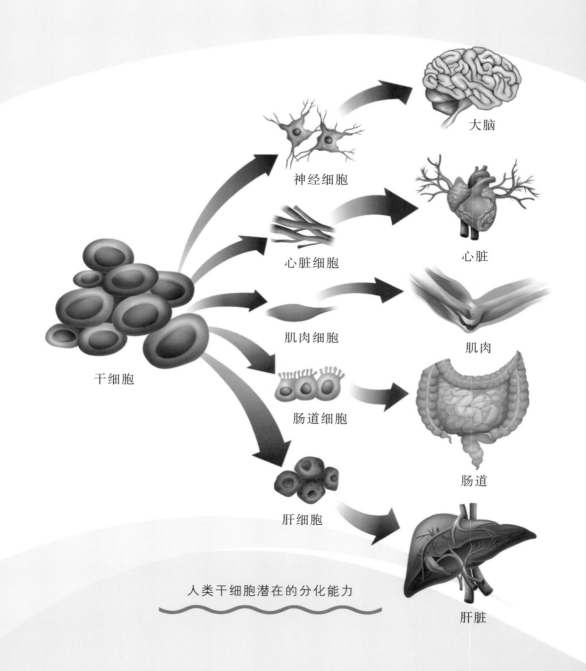

神经细胞

大脑

心脏细胞

心脏

肌肉细胞

肌肉

肠道细胞

肠道

干细胞

肝细胞

肝脏

人类干细胞潜在的分化能力

　　自1981年科学家从小鼠体内首次分离出干细胞以来,干细胞一直是生命科学领域的研究热点。干细胞能发育成各种细胞,替代被疾病损伤的组织,甚至可以成为延长人类寿命的重要突破口。

5. 细胞能活多久

　　不同的细胞,其寿命有的长、有的短,各不相同。在现实生活中,有关细胞衰老和死亡的现象不胜枚举。小蝌蚪在成长为青蛙的过程中,尾巴逐渐变短并消失,就是通过细胞的死亡来实现的。人体的某些表皮细胞,如头皮屑、皮肤表皮角质等也属于死亡的细胞。这些物质持续产生,则意味着不断有新的细胞出现、老的细胞死亡,细胞拥有自己的寿命。

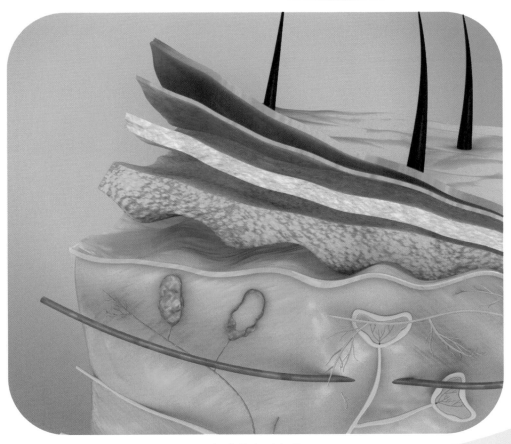

皮肤的角质细胞

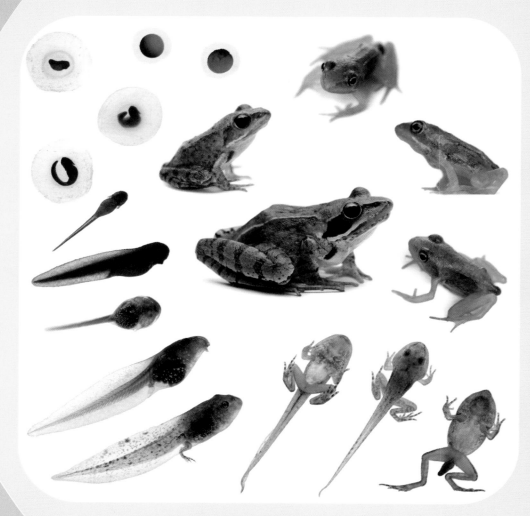

蝌蚪变青蛙的过程中,尾巴细胞的死亡过程

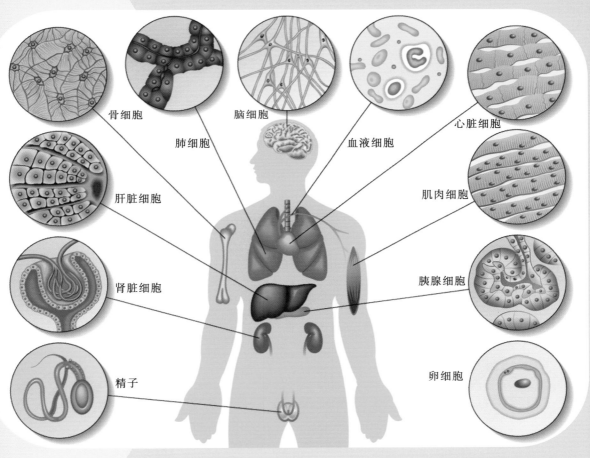

骨细胞
肺细胞
脑细胞
血液细胞
心脏细胞
肝脏细胞
肌肉细胞
肾脏细胞
胰腺细胞
精子
卵细胞

人体细胞

实际上,"细胞寿命"一词具有两种不同的内涵:一种是一个细胞从刚开始发育到成熟再到最后死亡的时间;另一种是细胞在体外培养的世代的总时间。

对于第一种内涵,同一生物体内的不同细胞,其寿命也是不同的。以人体为例,在细胞没有受到伤害时,正常的肝细胞的存活时间是几百天;血小板细胞的寿命是7～14天;肠黏膜细胞的寿命是3天左右。于是出现了一种奇特的现象,不同的人体细胞具有各自不同的细胞生命周期,有的细胞(如味蕾细胞、表皮细胞)不断死亡、不断更新换代,而有的细胞(如神经细胞)却和我们一起慢慢变老。

对于第二种内涵,一般的细胞都有着各自的繁殖代数极限。例如,人体的成纤维细胞最多能繁殖50代;老鼠的成纤维细胞可以繁殖18代;乌龟的

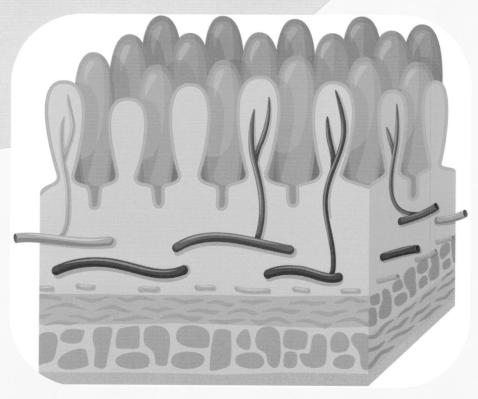

肠黏膜

成纤维细胞可以繁殖110代。同种细胞每一代的生存时间是大致相仿的，细胞的繁殖代数乘以每一代细胞的生存时间就是这个物种的寿命。换句话说，一个物种的某类细胞的存活时间和存活代数，也就决定了这个物种的寿命。

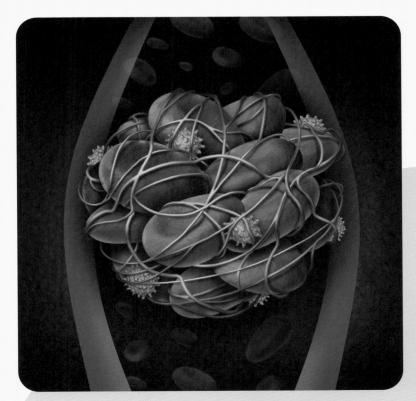

血液凝聚中的血小板细胞(黄色的凸起状细胞)

注 很多人羡慕女明星，觉得时间似乎特别眷顾她们，她们始终那么年轻美丽。其实，这首先是因为化妆技术、灯光处理技术和图片处理技术等的成功应用，其次是护肤品的功劳。

面部的皮肤细胞也是有寿命的，也在不断地重复"出生—衰老—死亡"的过程，最外层的死细胞失去光泽，然后脱落。护肤品的作用便是加速腐蚀表层的死细胞，让下层的新细胞生长出来，这样就让人看起来更显年轻。夸张一点说，普通人与明星的差别不过是表皮细胞的更新速度不同罢了！

第3讲　端粒：神奇的生命时钟

　　端粒是一小段DNA-蛋白质复合体，由简单的DNA高度重复序列组成，存在于真核细胞线状染色体末端。它与端粒结合蛋白一起构成了特殊的"帽子"结构，作用是保持染色体的完整性和控制细胞分裂周期。DNA分子每分裂复制一次，端粒就缩短一点，一旦端粒消耗殆尽，细胞便会走向死亡。端粒的发现与线粒体有关，因此我们先来了解一下线粒体。

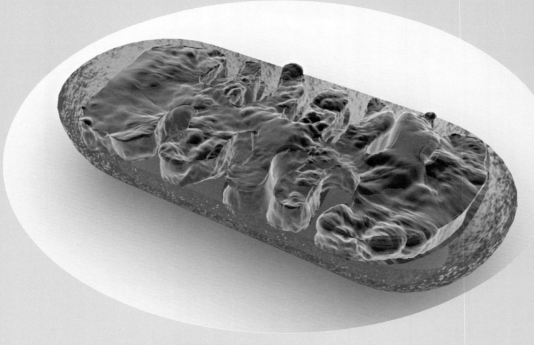

线粒体示意图

1. 线粒体：生命的动力工厂

线粒体是一种椭圆形的细胞器，在单个细胞中最多可以达到800多个，它长约2微米，宽约0.5微米。依据不同的细胞形态，线粒体的形状也会发生变化，呈现出圆球状、短小的棒状、线状、分叉状、扁盘状等。无论对于动物细胞还是对于植物细胞，甚至对于很多微生物来说，线粒体都是至关重要的，如果缺失线粒体，生物体就无法存活下去。

生命的存在需要能量，而能量是由细胞从外界汲取养分后，通过一系列复杂的代谢反应而产生的。生物体的代谢依赖于体内的一个个细胞，而线粒体是细胞进行有氧呼吸的主要场所，它控制着细胞内物质的代谢速度。在线粒体的内膜上分布着大量与氧化呼吸相关的酶，在生物体进行各项生理活动时，这些酶可随时将细胞中存在的糖类和脂质分子转化成细胞可以直接吸收利用的三磷酸腺苷，为细胞提供能量。所以，线粒体又被称为"细胞的动力工厂"。

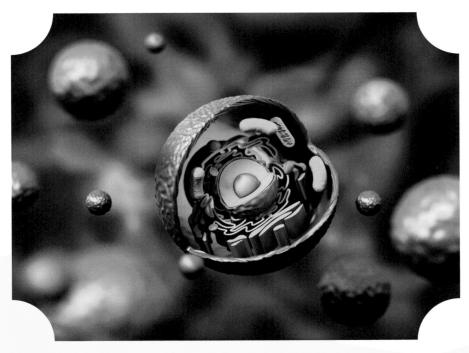

各种细胞器（黄色长条状为线粒体）

从1850年对线粒体进行形态描述开始,科学家们对它的研究一直在持续进行。线粒体之所以会成为一个研究热门,原因是多方面的。一方面,线粒体是能量代谢的发生场所,没有线粒体供能,整个生物体将陷入瘫痪;另一方面,线粒体的遗传特性具有半自主性。什么是半自主性呢?那就是它的遗传物质受核基因组和线粒体基因组两套遗传系统控制。由于线粒体的遗传基因组有一定的保守性,所以亲缘关系越近的物种,它们的线粒体基因组序列差别就越小。

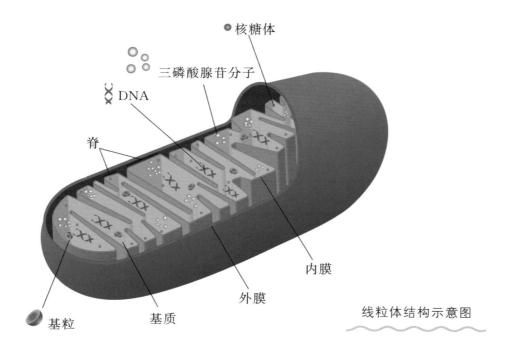

线粒体结构示意图

线粒体的遗传特性对于研究物种的进化与相互之间的亲缘关系能起到重要的鉴别作用。线粒体DNA序列可作为研究生物进化史的"分子钟",通过分子序列之间的差别大小可以建立亲缘关系的"系统树",差别越小,亲缘关系越近,这对于人类起源和物种分类的研究有着重要的甄别作用。

线粒体的功能还远不止这些。21世纪初,科学家们发现线粒体的突变与细胞的凋亡、机体的老化、自由基的生成有着密切的联系,这对解开人类的衰老之谜也有着重要价值。

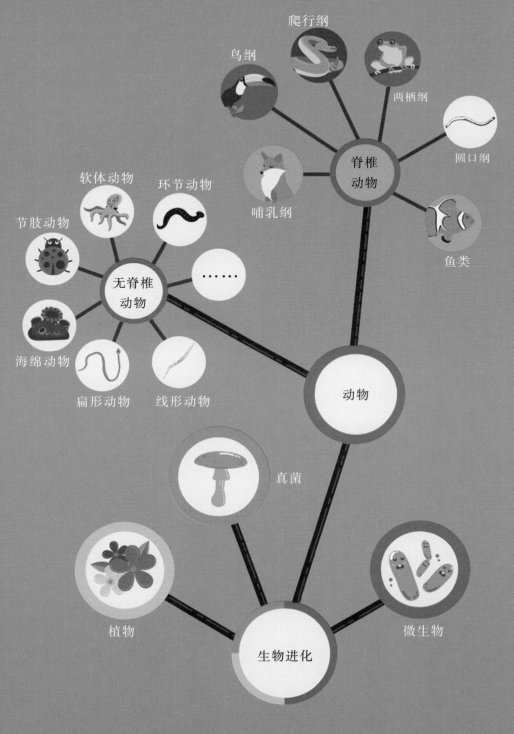

爬行纲

鸟纲

两栖纲

圆口纲

脊椎动物

哺乳纲

鱼类

软体动物

环节动物

节肢动物

······

无脊椎动物

海绵动物

扁形动物

线形动物

动物

真菌

植物

微生物

生物进化

系统树简图

25

2. 线粒体端粒：DNA 的保护套

1946 年的诺贝尔生理学或医学奖获得者穆勒在研究线粒体 DNA 结构时，发现了一个奇怪的现象：断裂的染色体末端很容易发生相互之间的黏合，导致各种不同的染色体畸变，而天然的染色体结构却极其稳定，这说明正常的 DNA 序列和它末端的一段 DNA 在性质上有很大的差别，末端的 DNA 并不具有什么具体的功能，但是它能够起到稳定遗传物质 DNA 的作用。穆勒还发现，如果末端的 DNA 减少到一定程度，染色体就会逐渐地失去稳定性，发生解体，细胞也会随之走向死亡。

穆勒其实并不清楚，他无意中发现的这段特殊的结构——端粒，正是人类一直寻找的生命时钟。

我们可以把端粒看成是 DNA 的保护套，这个保护套起到了稳定遗传物质的作用，可以防止不同的染色体之间发生粘连，确保这些染色体结构的稳定。端粒的存在，就像鞋带末端的塑料扣一样，保证了整条鞋带的完整性。

不同物种的端粒长度是不同的。例如，在人类的细胞中，端粒的长度大概是 15kb，即 15000 个碱基；大鼠体内，端粒的长度大约有 150kb，也就是 150000 个碱基；而在小鼠体内，端粒的长度是 5~80kb。

细胞每分裂一次，端粒就会损失一点，不同物种的端粒磨损速度也是不相同的。例如，人类的端粒每次复制会磨损 50~200 个碱基。一旦它的长度减少到一定程度，那么细胞就会停止分裂。细胞不能够继续复制，从而进入衰老和死亡程序，这也是端粒被称为"生命时钟"的原因。

这从一个侧面证实了生命的长度和端粒的长度是相关的:端粒的长度代表了剩余的生命长度,端粒长则生命长。但是,端粒如何决定生命的长度,其中究竟有哪些具体的机制,穆勒当时并不清楚。

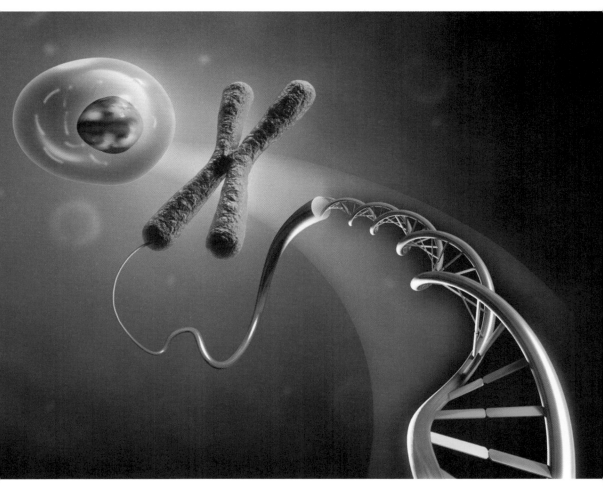

端粒示意图

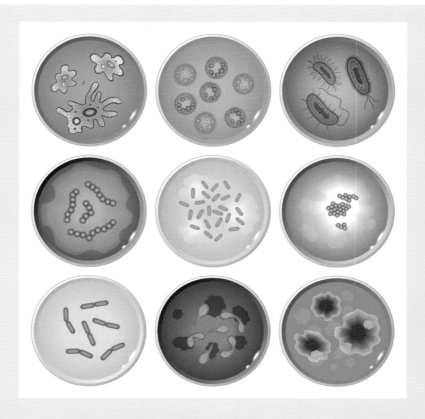

细胞的离体培养

3. 海弗利克极限

19世纪初，生物学家开瑞尔（Carrel）和同事进行了一项看起来无懈可击的实验：对鸡的心脏细胞进行体外培养，并不断给这些细胞提供新鲜的鸡血浆，让细胞在模拟体内的环境下生长繁殖。结果他们发现细胞是"不死的"，可以一直分裂繁殖下去。他们向外界报告了这项实验结果，并声称这些鸡心细胞已经连续培养了34年，并且有一直繁殖下去的潜力，所以他们

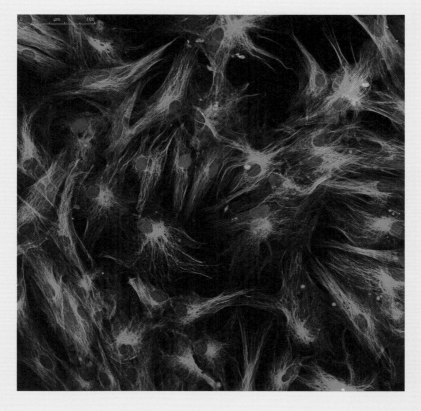

人体的成纤维细胞

认为细胞是不死的。

　　"细胞不死论"统治了学界长达 40 年之久。1965 年,美国生物学家海弗利克彻底推翻了这一错误理论。海弗利克对大量的人体成纤维细胞进行增殖培养,结果发现所有培养的成纤维细胞都有一定的寿命,并不能像癌细胞或者干细胞那样,永久地存活下去。因此,他提出"细胞都是有寿命"的观点。为了证明这一结论,他不断地培养不同的细胞,结果都支持了他的论断。海弗利克还认为培养细胞的供体来源也在一定程度上决定了它的寿命。

由此，海弗利克提出了著名的"海弗利克极限"。他认为细胞不是不死的，而是有一定寿命的，并且培养细胞的寿命和供体的年龄有关，如果供体细胞较年轻，那么培养的时间就长，反之就短。打一个简单的比方，如果某种人体细胞总共能分裂50次，那么对从中年人身上取得的该种细胞进行体外培养，它就只能分裂25次左右。

实际上，开瑞尔的实验存在一个巨大的漏洞：用于培养鸡心细胞的鸡血

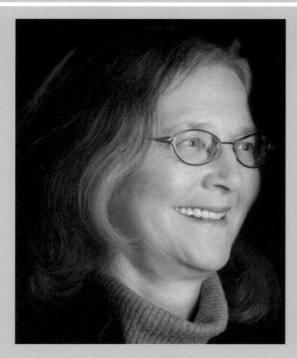 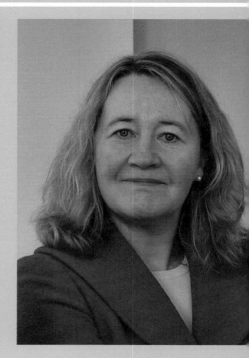

伊丽莎白·布莱克本　　　　　　　　　卡萝尔·格雷德

浆并未经过严格的分离和筛选。后来，海弗利克进行了更加严谨的实验，向培养的鸡心细胞中加入筛除了新鲜细胞的血浆营养液，结果鸡心细胞在分裂一定的次数后便死亡了。

海弗利克极限间接地说明，细胞中存在一种控制衰老的机制。但是，这

种机制究竟是什么？海弗利克无从知晓，他未能把这一理论和端粒的作用联系起来。

4. 生命的时钟

2009年10月5日，在瑞典的卡罗林斯卡医学院，诺贝尔奖颁奖委员会

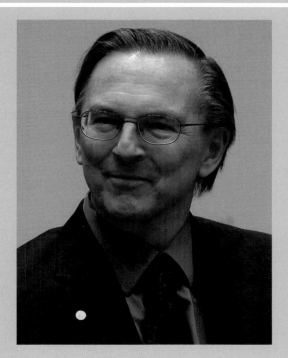

2009年诺贝尔生理学或医学奖获得者

杰克·绍斯塔克

把诺贝尔生理学或医学奖颁给了美国的三位科学家：旧金山大学的伊丽莎白·布莱克本、约翰·霍普金医学院的卡萝尔·格雷德和哈佛医学院的杰克·绍斯塔克，以表彰他们在癌症和衰老研究方面做出的贡献。他们三人的主要研究对象就是端粒。

布莱克本发现了一种奇怪的现象:四膜虫的端粒是由"TTGGGG"这样完全重复的序列组成的,哺乳动物的端粒则是由"TTAGGG"这样重复的碱基序列组成的。在人体染色体端粒中发现了1000个"TTAGGG"这样的碱基序列,染色体的每次复制都会对这种短的重复序列造成磨损,当磨损达到一定程度后,染色体的端粒便无法再起到稳定染色体的作用,细胞就会变得不稳定,然后死亡。

端粒示意图

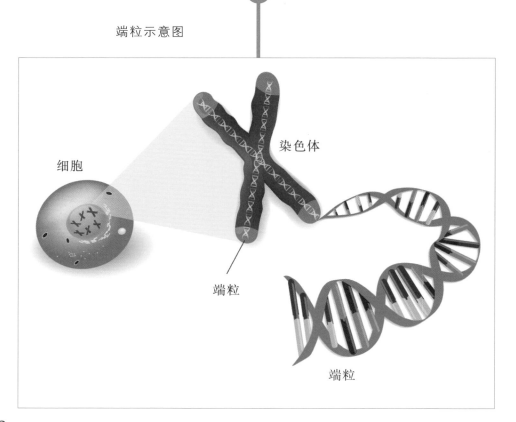

细胞

染色体

端粒

端粒

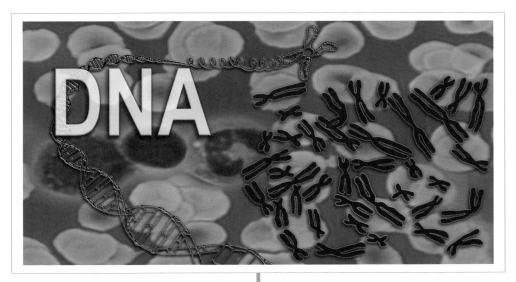

DNA示意图

在体外培养的细胞也同样存在着这一奇怪的现象,端粒的长度会随着细胞分裂次数的增加而逐渐变短。

端粒对保护染色体究竟起什么样的作用呢?为了回答这个问题,布莱克本开始尝试在酿酒酵母体内重新构建人工的染色体。她在实验中发现,如果仅仅把线性的DNA导入到酿酒酵母中,这些导入的DNA很快就会和酵母体内的同源染色体发生融合,而得不到预先设想的染色体,因为线性的染色体可以说是黏黏糊糊的,很容易相互黏合。但是如果在导入的线性DNA两端连接上四膜虫的端粒,这些外源的DNA就能够保持稳定,不会发生融合。

所以,端粒在维护遗传物质的稳定方面有着重要的作用。在人类的二倍体细胞中共有23对染色体、46条DNA、92个端粒,染色体上的端粒随着DNA复制的进行而磨损,大量的重复序列(TTAGGG)不断减少。细胞每分裂一次,端粒就会损失一些。当端粒缩短到一定程度时,细胞就不能够继续复制和分裂,转而进入衰老和程序性死亡。因此,端粒的长度在一定程度上便代表着细胞的寿命,端粒就是衡量寿命长短的分子钟。当然,物种不同、组织不同、个体不同,细胞的端粒长度也是不尽相同的。

有研究显示,端粒长度短于平均值的老人与长于平均值的老人相比,前者寿命短4~5年,死于心脏病的概率高3倍;端粒最短者死于传染病的概率比端粒最长者高8倍。

5. 被调快的时钟

科学家在对Hurchinson-Gilford综合征(一种典型的早老症)患儿的成纤维细胞进行体外培养时,发现他们的端粒磨损速度要明显快于正常儿童,因此他们的寿命要远远短于同龄的健康孩子。这也从一个侧面证实,

注 DNA(脱氧核糖核酸),一种生物大分子,可组成遗传指令,引导生物发育与生命机能运作。其主要功能是信息储存。

RNA(核糖核酸),存在于生物细胞以及部分病毒、类病毒中的遗传信息载体。RNA的主要功能是实现遗传信息在蛋白质上的表达,是遗传信息向表型转化过程中的桥梁。

基因是具有遗传效应的DNA片段(部分病毒如HIV的遗传物质是RNA),是遗传物质的最小功能单位。不同的基因有着不同的排列顺序,因此,不同的基因含有不同的遗传信息。

染色体是细胞核中载有遗传信息的物质,主要由DNA和蛋白质组成。染色体是基因的主要载体,但不是唯一载体(如细胞质内的线粒体)。

端粒磨损的速度关系着我们寿命的长短！

很多遗传性疾病都会影响人类的寿命。现在，医院会提供很多与遗传有关的疾病检查服务，如准妈妈们常做的一项产前检查——唐氏筛查。唐氏筛查的主要目的就是分析胎儿患有唐氏综合征的风险系数。唐氏综合征又称21三体综合征，正常胎儿的第21号染色体有2条，而患儿体内的第21号染色体有3条。患有此种疾病的胎儿一半以上会死亡，即使存活下来，也会存在寿命短暂、智力低下、发育畸形等问题。

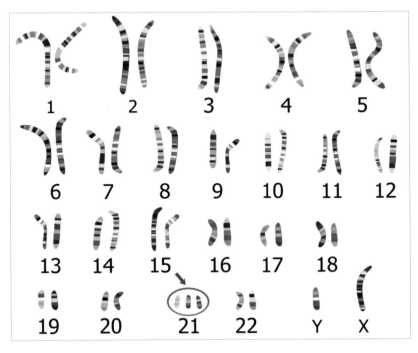

唐氏综合征患者的染色体

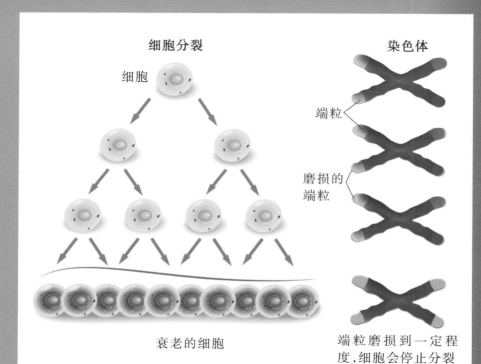

细胞分裂

细胞

衰老的细胞

染色体

端粒

磨损的端粒

端粒磨损到一定程度,细胞会停止分裂

细胞复制导致端粒磨损示意图

科学家通过对患儿的外周血淋巴细胞进行检测发现，这些细胞在分裂复制时，端粒的磨损速度是正常速度的 3 倍。因此，唐氏综合征患儿的生命时钟的转速是正常人的 3 倍，所以患儿很少能活过 30 岁。

唐氏综合征也是早老症的一种，属于染色体遗传病，患病的概率很低，大多发生在高龄产妇、易接触到各种化学药品者或者在放射性环境下工作的人员的后代身上，家族没有相关疾病史的话，一般不用在意。

6. 科学的"卜卦"

有人提出，只要提供一些血液，就能够通过检测端粒的长度来预测我们的寿命长短，通过科学检测来给我们未来的寿命"卜卦"。

西班牙马德里国立癌症研究中心的玛莉亚·比拉斯科是商业端粒检测方法的发明者，她提出一种非常简单、快捷的检测方法，能够发现危险的、非常短的端粒。对此，布莱克本却有着不同的看法，她认为我们不能根据端粒的长度来准确地推断寿命的长短，但是我们可以从端粒的长短变化中寻找预防和治疗疾病的方法。实验证明，端粒短的人容易患上多种疾病，患病后的死亡概率也是正常人的数倍。所以说，我们可以通过检测端粒的长短来进行科学的"卜卦"！

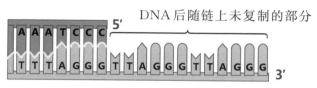

DNA后随链上未复制的部分

1. 末端不复制

具有RNA模板的端粒酶

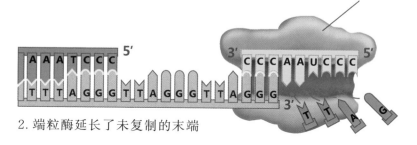

2. 端粒酶延长了未复制的末端

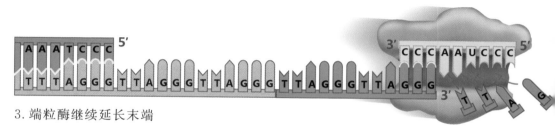

3. 端粒酶继续延长末端

RNA引物

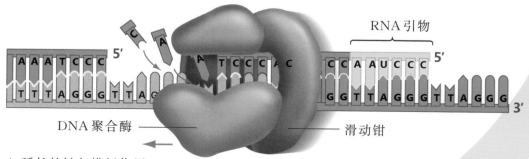

DNA聚合酶　　　　滑动钳

4. 延长的链起模板作用

端粒酶的作用

7. 降低生命时钟的转速

　　想办法降低生命时钟的转速,让它能够转动更长的时间,或者走得更加缓慢一些,是我们亟待解决的一件事情。一个直接的办法就是将正常衰老的细胞与长生不老的细胞进行比较,了解是什么样的一种机制让端粒产生变化,是因为缺少了什么物质,还是多了什么物质,抑或是发生了基因突变? 此外,永生细胞的端粒保存机制能否被引入到正常的细胞中呢?

第4讲
端粒酶：调控生命时钟的旋钮

细胞中有一种酶可以修复受损的端粒，使端粒保持原先的长度，它就是端粒酶。端粒酶能够以自己的RNA为模板，逆转录出端粒序列，以补充磨损的端粒，从而保持端粒的原有长度。在正常的细胞中，端粒酶是没有活性的，或者检测不到端粒酶的活动迹象。通过激活正常细胞的端粒酶活性，能否延长细胞的寿命呢？

1. 端粒酶的发现

1985年，布莱克本和她的学生格雷德在四膜虫中发现了端粒酶。

（1）四膜虫的研究

端粒酶的发现得益于四膜虫特殊的结构。四膜虫是一种单细胞动物，整个虫体就是一个细胞，它的代谢类型和哺乳类动物接近。四膜虫具有结构简单、生长速度快、培养简单、可操控性强等特点，是一种典型的模式生物，因此得到很多科学家的青睐。

（2）癌细胞中的端粒酶

1989年，美国加州大学的分子生物学教授莫林（Morin）在人类的宫颈癌细胞中发现了端粒酶，但是这一重要发现并未得到科学界的重视。直到1994年，另一位生物学家康特尔

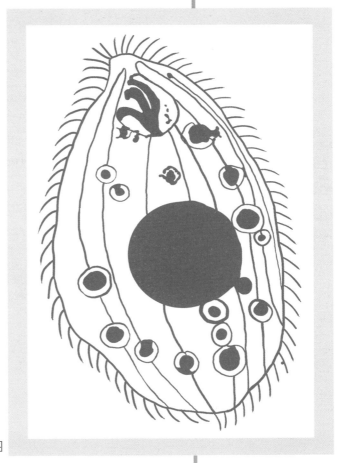

四膜虫简图

（Counter）发现，端粒酶的活性仅仅存在于卵巢
的组织细胞中，在正常的卵巢的上皮细胞中却检
测不到。在永生的生殖细胞中可以检测到，但是
在正常的、遵循衰老原则的组织细胞中却检测不
到，这就意味着在人体中维持端粒长度、保持细胞
永久活性的物质也是端粒酶。

事实上,在绝大多数的普通细胞中,端粒酶是没有活性的,并不能表达,对端粒的长度没有任何影响,因此端粒便会不断磨损。在癌细胞、生殖细胞等永生细胞中,端粒酶活性的表达开关被打开,端粒受损的长度可以得到弥补,因此癌细胞、生殖细胞可以不断地生长和分裂下去。在一些能够增殖的细胞中,我们都可以检测到端粒酶的活性,包括胚胎细胞、女性生殖细胞、皮肤基底层细胞、干细胞、更新组织的增殖细胞和90%的恶性肿瘤细胞。进一步的研究发现,端粒酶的活性大小与肿瘤细胞的恶性程度也是息息相关的。

端粒酶的活性在绝大多数的恶性肿瘤细胞中大量存在,这给我们提供了一个检测细胞是否癌变的重要方法。端粒酶可以成为癌细胞早期诊断、鉴别、预后及复发的标志物,也可以通过抑制其活性来达到限制恶性肿瘤细胞增殖的目的。

2. 来自细胞内部的调控

有人说:"通往科学的最后一道大门打开后,就会看到神学。"为什么历史上的很多著名科学家都在晚年走上了唯心主义的道路?其中一个重要的原因就是,大自然的复杂和精密远远超越人类的想象!很多时候,我们自以为已经掌握了大自然的规律,而实际上,我们只是了解到一点皮毛,真正的规律仍然是近在眼前,却远在天边。

端粒酶被发现以后,人类似乎找到了一把打开生命时钟外壳的螺丝刀,并且可以用它来拨慢时钟的指针。但是,事情远没有想象的那么简单,结果出乎很多人的预料!

人体的一个个细胞就像一台台机器,却比任何机器都要精密、复杂得多。其中存在着大量的调控因素,包括细胞和细胞之间的交流、细胞内部之间的通信、基因和基因之间的沟通,缺少任意一个环节都会引起内部环境的紊乱。人类染色体中的端粒酶在人体

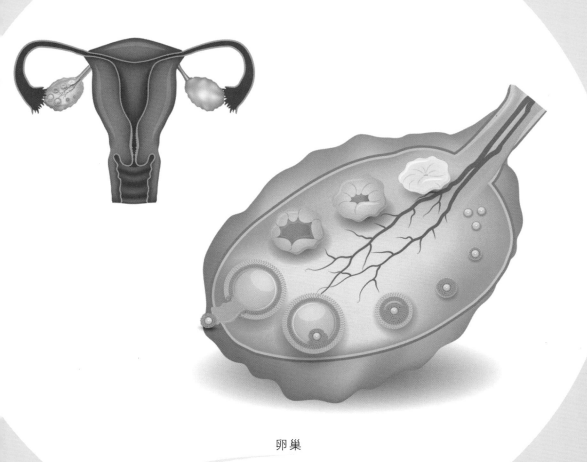

卵巢

内受到不同基因的影响,其中最重要的两种是人端粒酶逆转录酶(hTERT)基因和人染色体端粒酶(hTERC)基因。在两者相互作用下,端粒酶以自身为模板合成端粒DNA,并把这些合成的序列添加到磨损的端粒上,维持端粒的长度。

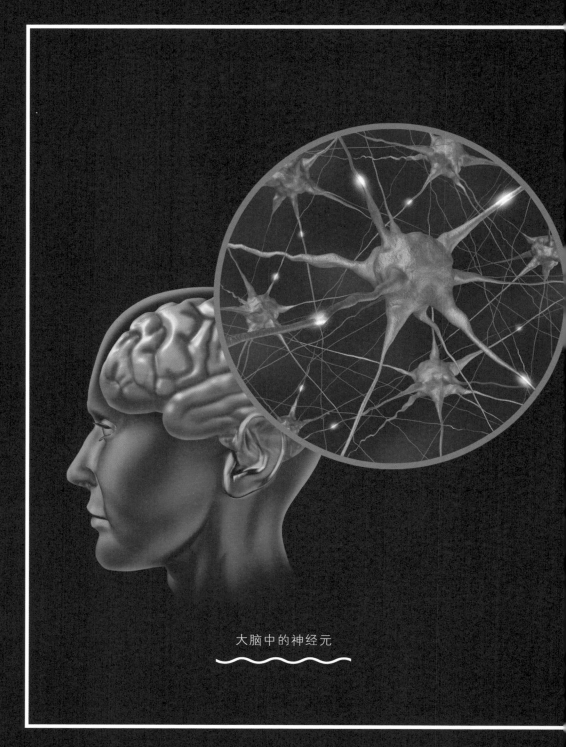

大脑中的神经元

（1）人体细胞控制端粒酶活性的机理

在人体基因中存在一种称为 $Sp1$ 的转录因子，大家可以把它看成公司里的总经理，它控制着 TERT 基因（人类的 TERT 基因称作 hTERT 基因），TERT 基因可以看作公司中的部门主管，它主管的就是端粒酶的活性。$Sp1$ 作用在 TERT 基因的启动子上，也就是我们常说的开关位置上。

如果 $Sp1$ 有活性，就可以控制 TERT 基因，让它给端粒酶基因下达命令：不要表达。这样，端粒酶就不能表达出活性，端粒就会保持正常的磨损速度，在复制一段时间后，端粒的长度减少到一定的阈值，细胞逐渐进入死亡程序。如果 $Sp1$ 失去活性或调离了岗位，失去对 TERT 基因的控制，此时端粒酶就会表达出活性，那么端粒的长度就会在磨损后得到弥补。

在公司中，还有比总经理更高层次的管理者，如 CEO 和执行董事等。在细胞中，存在着原癌基因 $C-myc$ 和抑癌基因 $WT1$，它们可以控制 $Sp1$。抑癌基因不断地给 $Sp1$ 下命令，让它加强对 TERT 基因的管理。而原癌基因则在体内不断捣乱，破坏秩序，最终导致 $Sp1$ 失效，失去对 TERT 基因的管理，端粒酶表达出活性，端粒便可以保持原先的长度。

除了基因外，端粒的复制和磨损还受到端粒结合蛋白的影响。在众多的蛋白质中有一对"冤家"——端粒结合蛋白 TRF1 和 Tankyrase。TRF1 的主要作用是隔离端粒与其他物质，它紧紧地裹住端粒，防止端粒酶等对端粒的长度产生影响。Tankyrase 的主要作用是把 TRF1 从端粒上拉下来，保证其他物质能够接触到端粒。在癌细胞中，Tankyrase 有很强的活性，使得端粒酶能够及时地补充磨损的端粒。

以上论述非常的"简单、粗暴"，实际上还存在更多、更复杂的步骤和影响因素，如表达后的不断修饰、后期的装配和运输等。

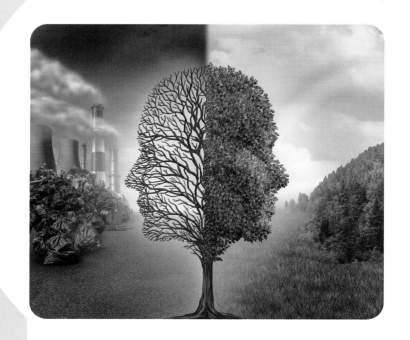

生态污染与自然

（2）影响原癌基因和抑癌基因的因素

人体内存在着原癌基因，它伴随着人的一生，因此每个人都有患癌症的可能。同时，人体内也存在着抑癌基因，抑癌基因对原癌基因有着抑制作用，它可以控制原癌基因，让其不表达。但是，当人体遭受内外因素的诱导刺激时（外界的因素包括空气中的雾霾、看不见的自由基、食品中的添加剂等；内在的因素包括家族的基因遗传、自身的基因突变等），细胞中的原癌基因或抑癌基因发生改变，并最终通过一系列的链式反应表现出来。例如，端粒酶的基因突变会引起端粒的长度不足，诱发一系列的早衰性疾病；基因组的突变会导致各种癌症发病率增加……

你虽然没有看见，但是结果已经发生。在我们遭受自身的基因突变或不良环境的影响时，往往我们并没有明显的感觉，但是伤害在分子尺度上已经产生了。

3. 神秘的 ALT

除了端粒酶能够延长端粒的长度以外,还存在着另外一种可以延长端粒长度的机制——端粒延伸的替代机制(Alternative Lengthening of Telomeres,ALT)。

在研究端粒酶的过程中,科学家发现绝大多数的癌症患者体内都出现了端粒酶活性增强的现象,导致了端粒的长度不因复制而磨损。但令人奇怪的是,在近10%的癌症患者体内并没有发现端粒酶的活性,可是复制始终在进行,端粒的长度也依旧没有减少。这一事实充分说明在细胞中一定还存在着另外一种延长端粒的机制。这是不是一条有别于端粒酶的,且可控的端粒延伸机制呢?科学家进行了仔细的研究,可是至今仍一无所获,只能用"端粒延伸的替代机制"这一模糊的名称来表述。

人类还不能完全揭秘端粒的延伸机制,要完成这一目标,还有很长的路要走。或许在将来的某一天,成功揭晓这一谜团的便是正在阅读本书的你!

路在何方

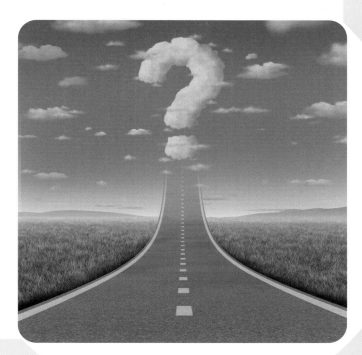

4. 重获青春的梦想

人体中每天都有大量的细胞死亡,同时也会有许多的细胞诞生。如果死亡的细胞和诞生的新细胞数量保持一致,那么肌体就能够保持活力;反之,衰老便会逐步显现。对于人类来说,在20~30岁,也就是性成熟之后,很多器官就已经开始走下坡路了。

面对细胞不断地新陈代谢,人类需要服用"永葆青春"的药品,以便通过人工手段来控制端粒酶的活性,延长端粒的长度。同时,在分子尺度上直接进行干预,还可以避免手术带来的损害。"重获青春"听起来让人热血澎湃,可实际情况又怎样呢?

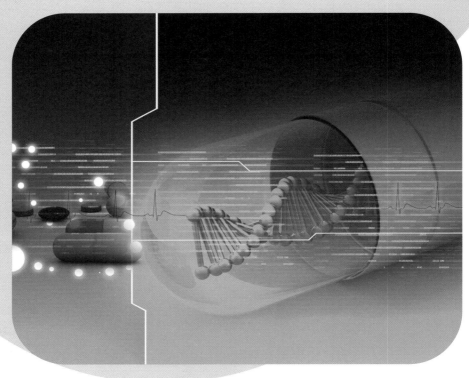

基因药物示意图

第5讲　操控端粒酶

在端粒酶的作用被揭示之后，科学界为之欢呼雀跃，人类似乎看到了"长生不老"的未来，端粒酶基因的调控机理迅速成为研究热点。

1. 初步尝试

2010年，哈佛大学的肿瘤医生罗纳德·德宾霍在动物体内进行了大胆的尝试，他通过激活端粒酶逆转录酶，让小鼠"返老还童"。实验起初收到了一定的效果，但是不久他便发现很多实验小鼠患上了癌症。

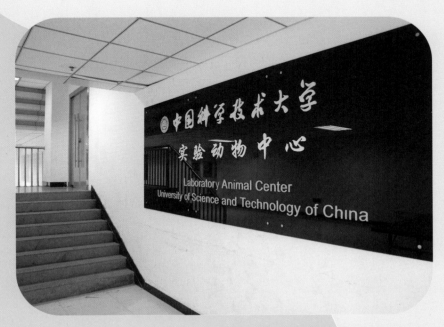

中国科学技术大学实验动物中心

斯坦福大学的研究人员也进行了相关的体外实验,他们将经过 TERT 基因编码的 mRNA 送入人体细胞,发现人体细胞的端粒会快速有效地延长。如果把 TERT 基因导入到表皮细胞中,端粒可以延长约 1000 个碱基,细胞的复制次数增加 40 次以上。这大大增加了在体外进行药物测试和疾病建模时细胞的可用性,但是相关的人体实验却没有展开,一方面是考虑到实验的安全性问题,另一方面则是担心会面临伦理和道德上的风险。

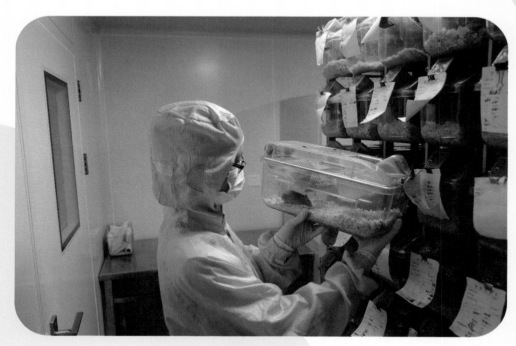

无菌饲养

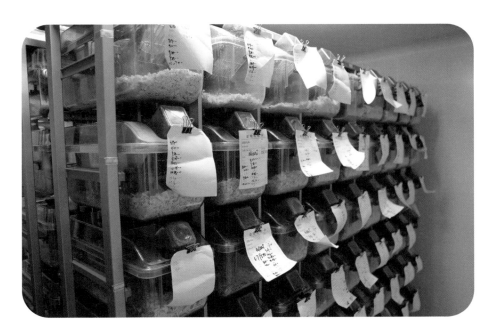

实验动物培养阵列

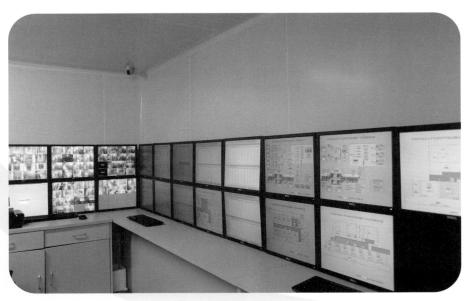

全过程监控

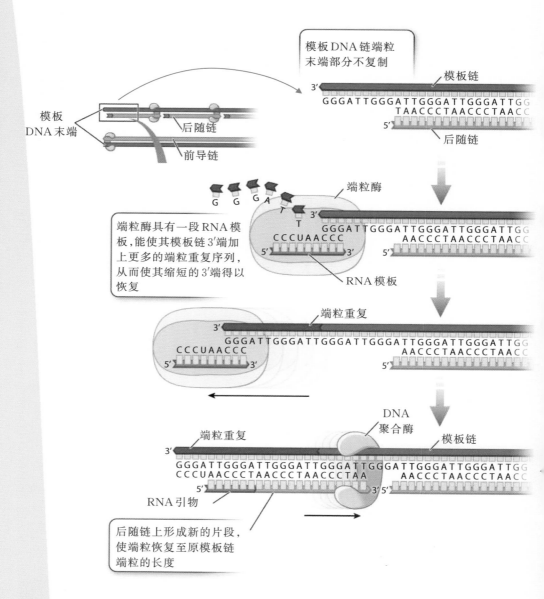

端粒酶的作用过程

2. 大失所望的结果

实验在万众瞩目中被不断重复。当然，我们希望细胞能像癌细胞一样长生，却不愿意它们变成癌细胞。在类似的实验中，科学家通过让 $Sp1$ 基因放松对端粒酶主管基因（TERT 基因）的控制，激活了端粒酶活性，增加了细胞的分裂次数，延长了细胞的存活时间。但是，最终的实验结果却把正常的细胞转变成癌细胞，降低了实验对象的生活质量，减少了实验对象的寿命，这与科学家的期望背道而驰。

3. 奥秘所在

染色体末端的端粒具有计数器的作用，人为改变端粒酶的表达方式时，细胞分裂的计数器被扰乱，细胞分裂就会失控，细胞很容易癌变。如果我们可以操纵和控制端粒酶，使它不诱导细胞向着癌细胞的方向发展，这样就能对延长人类寿命起到积极的作用。

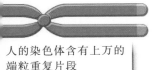

人的染色体含有上万的端粒重复片段

人类繁衍至今，90% 以上的细胞中都没有端粒酶的活性，细胞每复制一次，端粒就会相应地减少一点，直至细胞最终衰老和死亡，这一机制是长期自然选择的结果。如何操纵和控制端粒酶，使它在一定范围内可控表达，这可能要付出几代科学家的不懈努力。

4. 新的思路

事物往往具有两面性，我们是否可以从新的思路出发，进行逆向思维呢？

（1）抑制端粒酶活性

目前，有人宣称，发现在细胞癌变之前，端粒酶的活性会有所增强。因此他们认为端粒酶的活性增强是癌症发生的前兆，这可以成为癌症检测的重要标准和依据。

无论从西医还是中医的角度来说，抑制端粒酶的活性都是一种大胆的尝试。目前，这样的尝试已经开始了。以中医为例，研究人员发现中药中的很多成分，如生物碱类、黄酮类、苷类都可以作用于端粒酶的hTERT基因，起到抑制端粒酶活性的作用。虽然不能彻底地治愈癌症，但是可对癌细胞起到抑制作用。这也从分子尺度上让我们认识到中药为什么会对某些癌症有一定疗效。

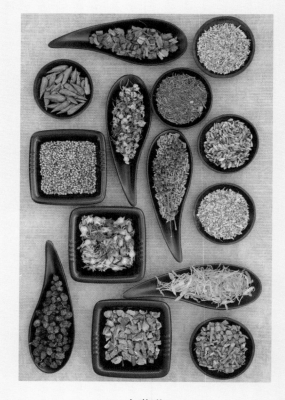

中草药

二甲双胍（C₄H₁₁N₅）

（2）加速癌细胞的端粒磨损

除了使用中药对端粒进行攻击外,端粒长度与癌细胞的关系可以给我们提供治疗癌症的新靶点。通过攻击癌细胞的端粒,让其不断地磨损,进而实现癌细胞的加速死亡。虽然这一想法尚处于理论阶段,但是不失为一条可以尝试的研究思路。

（3）二甲双胍

2015年,比利时的研究人员发现二甲双胍可以使秀丽线虫衰老的速度减慢,在食用该药物之后,秀丽线虫的生理活动没有减缓,但是代谢速度却明显降低。在老鼠身上使用该药物后,实验鼠的寿命比正常同类延长了40%,并且骨骼也变得更加结实。该药物是否可以延长人类的寿命,还需要经历时间的验证。

人类对长寿的追寻与探索一直没有停息,人类对自身的研究也永远不会停止,我们渴望这些研究能最终给人类带来福音,让人类真正地主宰自身的命运。

5. 向造血干细胞学习

可以肯定地告诉大家,控制端粒酶的有序表达是可行的,但是目前我们仍不了解其中的具体机制。除了ALT以外,人体内原本就存在着有序控制端粒酶的实例——造血干细胞、生殖细胞。

造血干细胞需要保持端粒酶的高度活性,不断分化和生成各种血细胞;人类的精原细胞和卵原细胞出于繁衍后代的需要,其端粒酶的活性也维持在较高的水平。

这些细胞为什么在保持端粒酶活性的情况下没有发生癌变呢?其中的调控机制还有待科学家进一步地去研究和发现!

第6讲 任性的癌细胞

2019年,国家癌症中心发布的《中国最新癌症报告》显示,近10年来,恶性肿瘤发病率每年保持约3.9%的增幅,死亡率每年保持2.5%的增幅。

在没有外界干扰的情况下,如果有合适的生长环境,癌细胞会一直不停地增殖下去。著名的海拉细胞被提供给全世界的相关科研机构后,至今已经存活了近70年,繁衍了20000代以上。

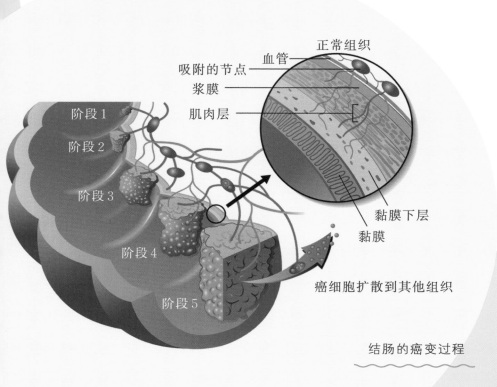

结肠的癌变过程

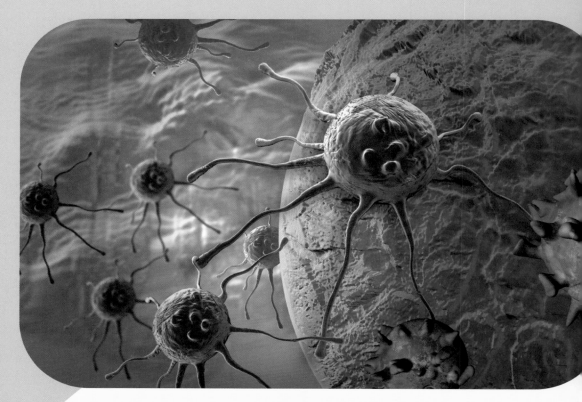

癌细胞的游走示意图

1. 难以杀死的癌细胞

癌细胞难以被杀死的原因有很多,其中有一点最为关键。即癌细胞能够游走,它可以脱离原先的组织,随着血液在人体内流动,一旦遇到合适的生长条件,它就会离开血液,在新的地点生长繁殖。这也是癌细胞会在癌症晚期患者体内不断转移,到处扩散的原因。据统计,90%以上的癌症患者最终死于癌细胞转移,这也是癌症难以攻克的最主要原因。

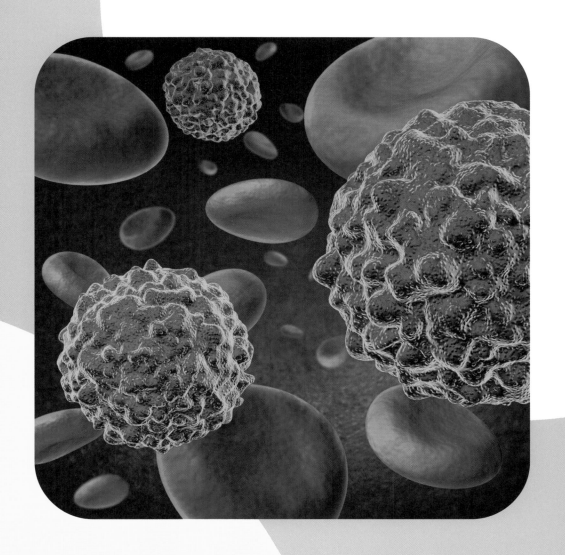

2. 杀敌一千, 自损八百

　　目前, 癌症治疗主要依靠手术、化疗和放疗三种方式。化疗是化学药物治疗的简称, 是利用化学药物阻止癌细胞的增殖、浸润、转移, 直至最终杀灭癌细胞的一种治疗方式。放疗是肿瘤放射治疗的简称, 是利用放射线治疗肿瘤的一种局部治疗方法。无论是化疗还是放疗, 可以说都是"杀敌一千, 自损八百", 在杀死癌细胞的同时也会带来巨大的副作用。

例如，
化疗对健康的
人体细胞会产生很
大的损害,尤其是对人体
自身的免疫细胞杀伤很大。
很多病人在化疗后会出现免疫力
下降、呕吐、消瘦、脱发等,同时还伴有
并发感染。化疗使用的药物对癌细胞和健
康细胞没有任何的辨识能力,因此在它杀死
癌细胞的同时,也对健康的细胞造成巨大的
损伤。

3. 微笑与饮食

俗话说:"笑一笑,十年少;愁一愁,白了头。"笑可以让人
拥有一个良好、积极的心态,可以放松肌肉、消除神经紧张、减轻精
神压力,这对于人们保持较好的健康状态十分有益。神经紧张会促
使内分泌系统分泌一种叫皮质醇的物质,对免疫有抑制作用。人体免
疫力下降便容易引发疾病。

无论是抗癌还是防癌都要注意饮食。每天食用适量的水果、蔬菜、全谷
类食物和豆类食物,少吃腌制食品、烧烤食品、霉变食品、隔夜菜……食物虽
然不能为我们驱除疾病,但是通过合理搭配和科学食用,也能够达到强身健
体的效果。

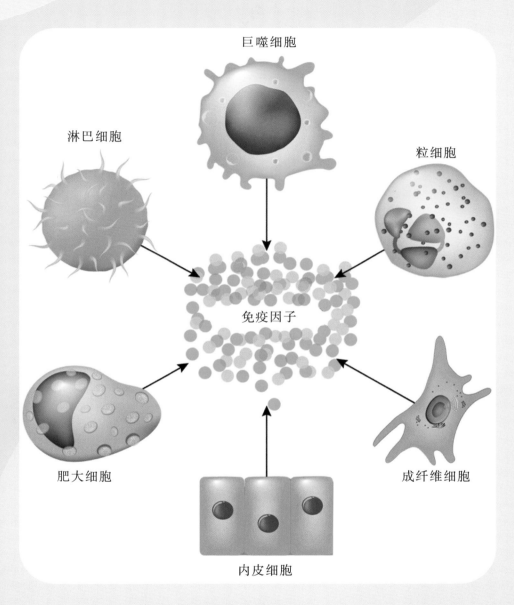

巨噬细胞

淋巴细胞

粒细胞

免疫因子

肥大细胞

成纤维细胞

内皮细胞

产生免疫因子的细胞

中医有"药食同源"的观点，现在有很多人质疑中医的科学性，其实中医与西医是完全不同的两套体系。

中医源远流长、博大精深，蕴含着中国的传统文化和思维模式。中医与西医各有所长、各有所短。我们应包容并蓄、取长补短，从而推动我国的医学乃至世界医学的不断发展。

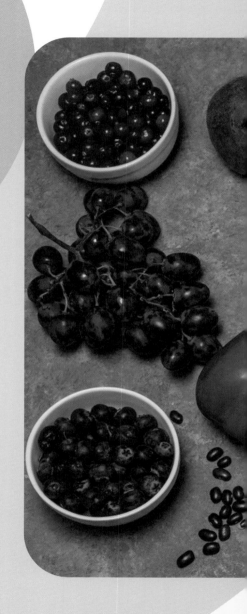

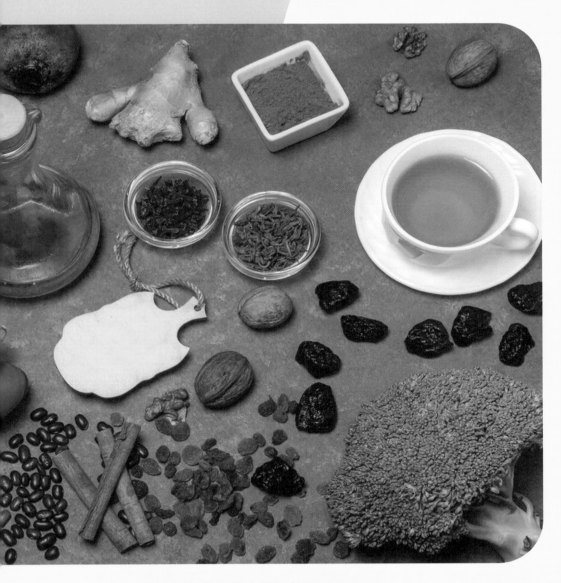

具有抗氧化功能的食品

4. 保护抑癌基因

我国癌症发病率排名前五位的分别是：肺癌、胃癌、食管癌、肝癌和直肠癌。其中三种癌症都是和消化系统密切相关的，这也从一个侧面反映出癌症与饮食习惯、食品安全等有着极大的关系。

现代，人类的患病概率要比以前高得多，罕见病或恶性病频发，这与我们滥用抗生素，破坏自然环境，食品中富含添加剂等有着密切的关系。

在辐射刺激、化学药品刺激等各种外界不良因素的影响下，人体内的抑癌基因不断受到损伤，人体对原癌基因的控制力减弱，最终导致原癌基因表达，引发癌症。所以，外界环境和人体自身的遗传因素是控制癌症的关键。当抑癌基因发生突变时，原癌基因便会大显神通，外界的一点点诱因都会导致癌症的发生。

细胞癌变是一个日积月累的过程，我们应该学会保护自己的身体，尽量不让不良的外界环境和生活习惯影响到我们体内的抑癌基因。

第7讲　细胞程序性死亡

　　人体有40万亿~60万亿个细胞,每分钟会有1亿个细胞死亡,同时也会有新生细胞诞生。细胞程序性死亡(Programmed Cell Death,PCD)在生物体的发育过程中是普遍存在的,是一个由基因决定的细胞主动的、有序的死亡方式。细胞在遇到内外环境因素的刺激时,受基因调控而启动的自杀保护措施,包括一些分子机制的诱导激活和基因编程,可以去除体内非必需的细胞或即将发生特化的细胞,以保证正常细胞的生命活力。在PCD发生时,凋亡细胞就像树叶或花的自然凋落一样,散布在正常的组织细胞中,既不会引发炎症反应,也不遗留瘢痕。死亡细胞的碎片很快会被巨噬细胞或邻近细胞清除,不会影响其他细胞的正常功能。

1. 程序性死亡

　　在细胞受到伤害或濒临死亡时,细胞中

的潜在"司令部"就会发出"自我毁灭"的指令,于是受到伤害的细胞便会与病菌同归于尽,"舍生取义"以保全集体。

据此,科学家如果能够找到引发疑难疾病的细胞的"司令部",调控其端粒酶的活性,让其自我毁灭,就可以顺利攻克相应的疾病了。这种尝试已经在进行中,但是效果并不是很好。要么是找不到控制中枢;要么是"一荣俱荣,一损俱损",在杀死疾病细胞的同时,也会杀死很多的健康细胞,导致机体严重受损。

正常离体培养的人类胚胎细胞,经过50次左右的分裂就会发生程序性死亡。我们可以通过两种途径来延缓这一过程:第一种是增加分裂的次数,原先成纤维细胞只能够分裂50~60次,通过人工干预,让它可以分裂70~80次;第二种是想办法延长各个种类细胞世代的存活时间。

2. 形态学上的发现

在显微镜下,我们可以清楚地观察到细胞在发生程序性死亡时外观逐步变化的过程:细胞不断皱缩、凸起或凹陷;体积不断缩小;颜色逐渐变深。细胞核中的遗传物质渐变成一段段碎片化的东西,并逐渐被核酸内切酶降解,再被细胞中的清道夫——溶酶体逐步包裹住,然后消化、降解,最终彻底消失。死亡的细胞被人体卫士——免疫细胞吞噬,最终在体内消失殆尽。

通俗地说,PCD就是细胞的一种自杀行为,具体表现为细胞的萎缩、细胞核的固缩、染色体凝聚为一团团的絮状物——死亡小体。死亡小体的出现即意味着细胞已经彻底丧失了功能。

其实,在人体还是一个小胚胎时,PCD便出现了,它会伴随我们一生。例如,我们的手指,在胚胎发育的过程中,最初都是连在一起的,通过PCD,手指之间的细胞不断死亡,间隙逐渐变大,最后形成一根根独立的手指。同样,脚趾也是如此形成的。

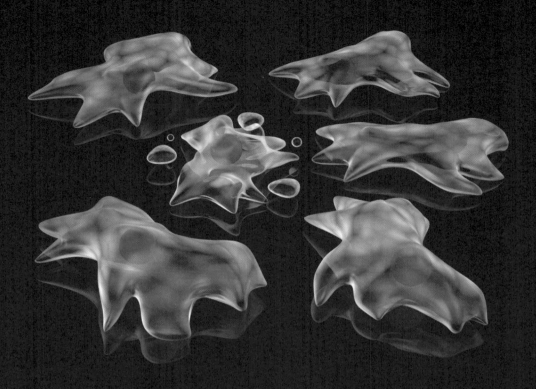

细胞程序性死亡示意图

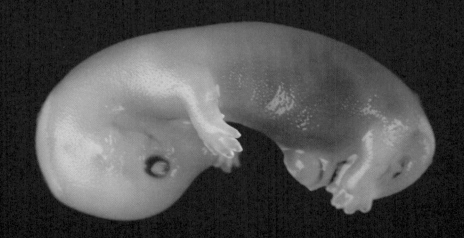

水貂胚胎的趾间还未通过 PCD 完全分开

3. 自然的掌控

　　从攀援、匍匐前进到直立行走，人类的大脑结构、呼吸方式、行走状态以及生存模式等发生了重大的变化。这些变化的影响是极其深远的。

　　有人预测，人类未来会变得奇形怪状，如只有一只眼睛，手脚都会退化，头会越来越大……这些情形是否会真的发生，我们无法判断，但是可以肯定的是，未来的几千年里，人类的模样不会有太大的变化。道理很简单，过去的几千年里，人类的骨骼、面相或大脑容量并没有发生多少改变。因此，在未来相当长的一段时间内，人类的外观也不会有太大改变，但是人体的部分机能可能会有的变强、有的变弱。例如，随着智能手机的普及，人的大拇指会越发灵活。

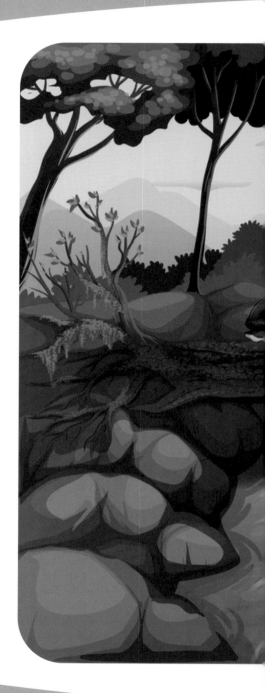

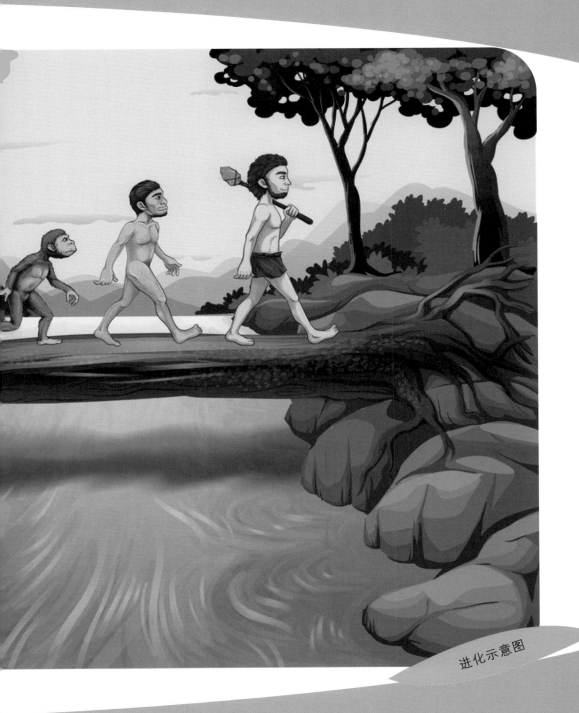

进化示意图

4. 长寿相关基因的发现

我们常说的长寿基因是指与延长寿命密切相关的基因。准确地说,应该称其为"长寿相关基因",如 $FOXO3a$、$CETP$、$Sirtuins$ 等。生物体内并不存在专一的负责延长寿命的基因。长寿相关基因具有多种不同的生理功能,但对生物体的寿命延长都发挥着极其重要的作用。

人类探求生命奥秘的脚步一直没有停歇,科学家已经发现了很多与长寿相关的基因。我们应该清晰地认识到,人类的衰老或长寿和基因是相关的,但是关系没有大家想象的那么强,因为衰老或长寿是一个极其复杂的过程,是很多因素综合作用的结果。

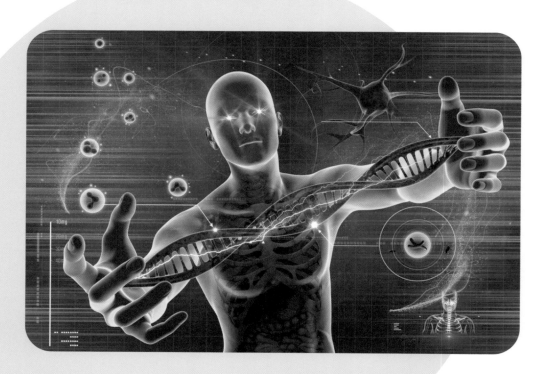

人与DNA

第8讲　衰老的内在谜团

　　有报道称,世界上最长寿的人是法国女性 Jeanne Calment,她已于1997年逝世,终年122岁。关于人类寿命极限的一系列疑问和出现的各种复杂现象,少数已被我们解析,但更多的尚处在研究之中。

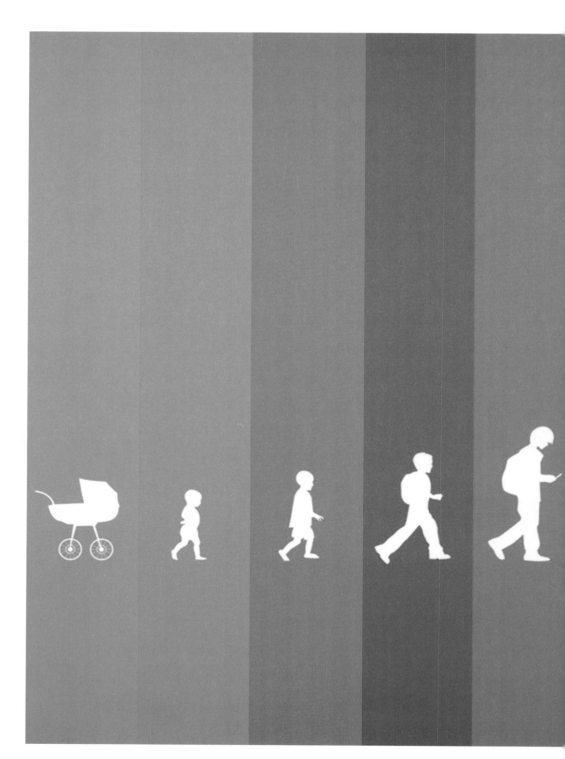

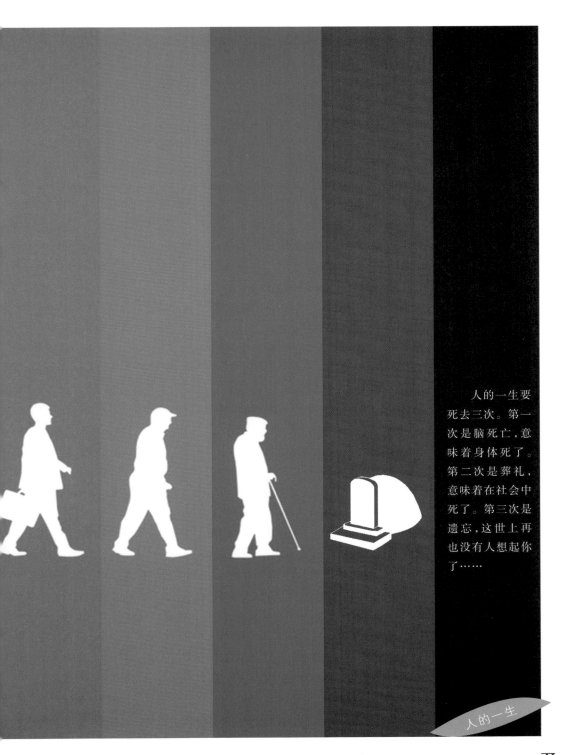

人的一生要死去三次。第一次是脑死亡，意味着身体死了。第二次是葬礼，意味着在社会中死了。第三次是遗忘，这世上再也没有人想起你了……

人的一生

1. 生命的极限

结合分析现有的各种理论,部分生物学家认为人的理论寿命约为150岁。对人类来说,衰老可能存在一种或两种主要的控制因素,但就整体而言,影响衰老的因素有很多。端粒酶的发现让人类找到了延长寿命的重要突破口,但是如何在可控的范围内去操纵和利用端粒酶依然任重道远。

2. 衰老的重要标志

在人类衰老的外在表现中,有一个十分重要的标志——老年斑。老年人的体表会出现一块块或一点点的黑褐色沉积,这就是老年斑。老年斑是一种色素沉积,尤其易出现在脸庞和手上。大家不要误以为老年斑只是在皮肤的表面产生,其实它在人体的很多器官上都会产生,只不过我们无法直接看到而已。当人的手脚或面部皮肤出现老年斑时,其体内器官也已经有老年斑产生了。老年斑和人体机能的退化有直接联系,它是由人体不能清扫或排除的代谢垃圾形成的。

打个简单的比方。人体好比一个庭院,每天都会有一位清洁工给庭院打扫卫生。清洁工年轻的时候,庭院里的垃圾能够很轻易地被清除,所以人的皮肤看起来很光洁。但随着清洁工逐渐衰老,她的体力越来越差,当某天她无力再去清扫或者清扫得不再干净时,垃圾就会在庭院中不断累积,于是就形成了老年斑。老年斑是人体衰老的标志,说明人体清除垃圾的能力已经减弱了。

3. 衡量衰老速度的关键指标

关于衰老和寿命有很多种不同的说法,常见的包括:

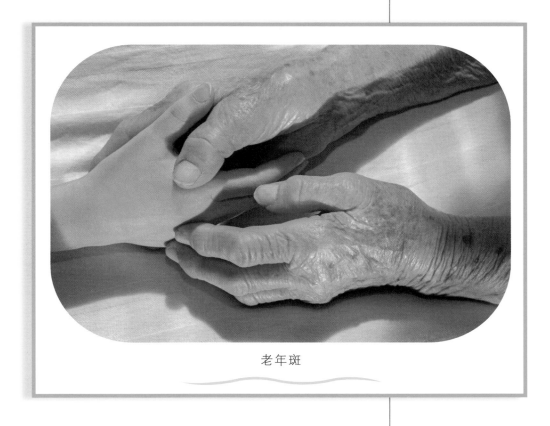

老年斑

（1）寿命的长短与物种的个头有关系

如苍蝇的寿命是 60～90 天，老鼠的寿命是 1～3 年，人类的平均寿命是 80 年左右。

（2）衰老的快慢和运动有关

有人说，生命在于运动，不断地运动可以增强体质，提高免疫能力，延缓衰老的步伐。但是也有人认为，生命在于静止，越是少动的动物，它们的寿命越长、衰老得越慢，如乌龟和一些冬眠的动物，它们的寿命就很长。

（3）寿命的长短和温度有关系

寒冷地区的人的平均寿命要比热带地区的人长，于是很多人认为衰老的速度和环境温度有关。

面对这些纷乱的观点，很多人被迷惑了头脑。道理其实很简单，我们不要局限于事物的表象，应该透过现象看本质，只需要看一项最主要的指标——生物体的代谢速度。如果代谢的速度比较快，那么这个物种的寿命就相对较短；反之，这个物种的寿命就相对较长。乌龟长寿，不是因为它不运动，而是因为它体内物质代谢的速度十分缓慢。冬眠的动物除了必要的生理活动以外，其他的代谢基本上处于静止状态。

衰老的速度、寿命的长短不能简单地以运动和静止来衡量，而应该看代谢速度。此外，还应提倡长期、有规律、适度的运动，因为这有助于提升人体免疫力、延缓衰老。

4.影响衰老的体内外因素

（1）攻击人体的分子炸弹：自由基

关于衰老，有一个重要的假说——自由基衰老假说。自由基又称游离基，是一个含有单个不成对电子的原子团。这样的原子团容易失去或者获得电子，从而达到稳定状态。因此，自由基对脂类物质有着强烈的过氧化作用，可以在体内引发脂类物质的过氧化反应，加速细胞的死亡。

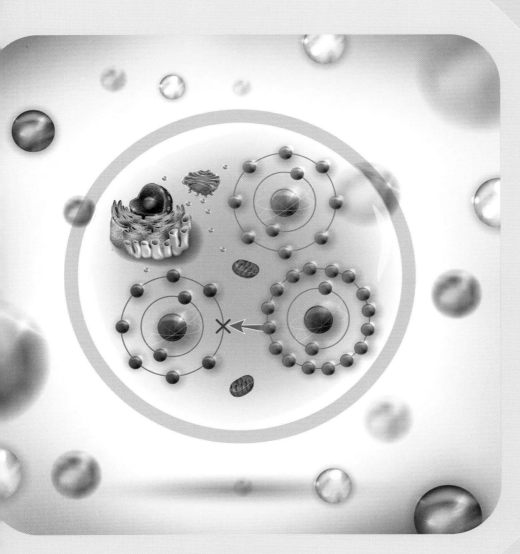

抵抗自由基示意图

1900 年，第一个自由基被发现和证实。美国密歇根大学的摩西·冈伯格发现了一种神奇的基团。这种基团极不安分，结构不稳定，被称为自由基。自由基是指任何包含未成对价电子的原子或原子团。自由基很容易和其他物质发生化学反应。

1956 年，英国学者哈曼在前人研究的基础上提出了自由基衰老假说，并得到实验验证。哈曼用 X 射线辐射动物，发现经过辐射的动物体内产生了自由基，并且自由基对肌体造成了损伤，这种损伤极大地缩短了实验动物的寿命，因此他认为自由基是导致人体衰老的重要因素。

游离在人体内的自由基会对人体产生不可逆的损伤，其中一个重要的实例就是形成老年斑。在绝大多数情况下，自由基会对人体产生巨大的伤害。人类生存的环境中充斥着不计其数的自由基，我们时时刻刻处于自由基的包围和侵袭中。自由基离我们很近，生活中经常遇到，只不过不易被我们察觉。例如，厨房的油烟中就富含自由基，这种油烟会使经常做饭的人罹患肺部疾病和肿瘤的概率远高于其他人。

此外，吸烟也会对人类的寿命产生影响。香烟的燃烧是一个十分复杂的化学过程，一支燃烧的香烟就像是一座小化工厂，会产生大量的化合物。传统观念认为吸烟对人体的损害来自烟碱尼古丁，然而，最新的研究表明，吸烟产生的自由基的危害要远远大于烟碱尼古丁。

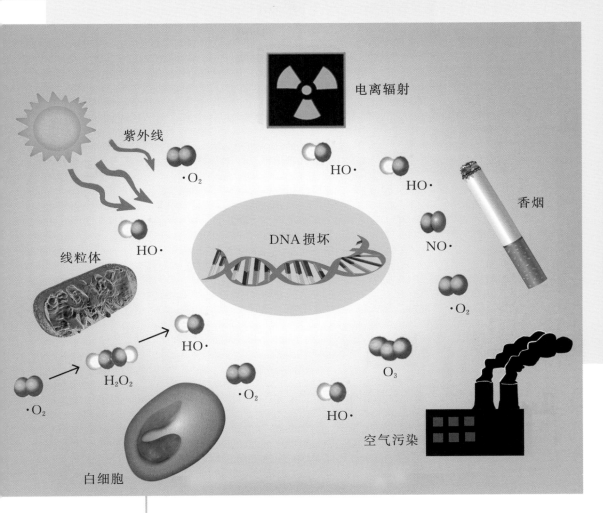

自由基的形成与危害

自由基的存留时间仅有10秒，但其进入人体后，会直接或间接地损伤细胞膜，或直接与基因结合导致细胞转化……从而引起肺气肿、肺癌、肺间质纤维化等一系列疾病。也许有人会反驳："在生活中有很多吸烟的人，他们都活到80多岁甚至更大的年纪，说明吸烟是无害的。"其实，这是一个伪命题，人们只不过是被问题的表象迷惑住了。每个人都是一个独立的个体，个人的寿命长短与外界环境以及家族的遗传等因素都是相关的。生活中确实存在这样的长寿吸烟者，但这只能说明这些人的其他生活习惯很好或者他们家族有良好的长寿相关基因。有一点可以肯定，吸烟肯定对这些人的身体造成了或大或小的损害。换句话说，这些吸烟的长寿者如果一开始就不吸烟，那么一定能活得更久！

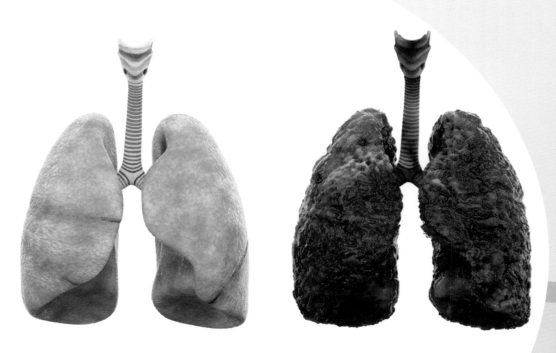

健康的肺和病变的肺

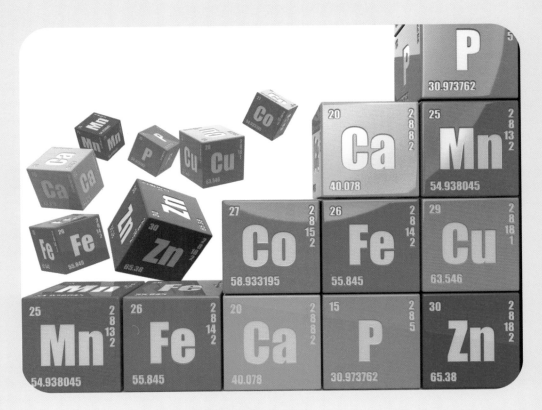

部分元素示意图

那么有没有什么方法能够对抗自由基呢？很多微量元素在清除体内自由基的过程中起到了至关重要的作用,如锰、锌、铜、硒、铁等元素都是重要的人体清洁剂。曾经有人做过专门的研究,发现长寿老人的血液中有益的微量元素含量一般要远远高于普通的成年人。

人体在外界复杂环境的综合影响下,很容易受到各种因素的干扰,导致自身的 DNA 和 RNA 受到损伤,但是体内的微量元素可以提高这些遗传物质的复制和修复能力,延缓衰老的速度。同时,这些微量元素还可以抵抗自由基的攻击,提升肌体的抗氧化能力。但是,不能随意补充微量元素。和生活中关于微量元素的广告宣传相反,仅仅通过饮用、食用某些物质并不能在短期内提高体内的微量元素含量,补充不当反而会适得其反。

除了自由基以外,还有很多因素能够对人体细胞的衰老产生重要的影响,如过量的氧、乙醇、离子辐射、心理压力等。这些诱因都会造成肌体的损伤,导致器官机能的退化,加速衰老现象的产生。

（2）合理限制饮食

有人认为,适当的节食可以延缓衰老,延长人类寿命。科学家做过动物实验,为一组小鼠提供充足的食物,而对另一组小鼠适当地限制饮食。最后,限制饮食的小鼠的整体寿命比拥有充足食物的小鼠要长很多。通过解剖,科学家发现,限制饮食的小鼠的平均体重比不限饮食的轻四分之一,体内葡萄糖的浓度水平降低,代谢速度也相应减缓。实验证实,在适当的范围内降低代谢速度,可以起到延缓衰老的作用。

节食应当适度。一些女性过度节食导致患上厌食症,不仅没能变漂亮,反而因过度消瘦危及生命。那么吃多少算是节食呢?我们可以参照这样一个标准:午餐保持八分饱,不要暴饮暴食,保持适度的饥饿感;晚餐,七分饱即可,否则会加重肠胃负担。如此便能够起到节食的效果,而不应一味地不吃东西,整日饥肠辘辘。

（3）环境之殇

外在环境对人类寿命的影响也是巨大的。随着科技的发展，世界上的人口数量迅速增长，环境污染、能源危机、粮食短缺等问题频发，人类的生存面临着前所未有的环境压力。生态环境已成为影响人类寿命的重要因素。

1962年，美国海洋生物学家卡森撰写的《寂静的春天》出版了，这是一本充满良知、追求真理、彰显个人非凡勇气的划时代作品。该书以寓言开头，描绘了一个美丽村庄的突变，并从陆地到海洋、海洋到天空，全方位地揭示了4,4′-二氯二苯三氯乙烷（简称DDT，一种化学农药）的危害。全书说理充分，引用的数据十分翔实，论点客观合理，有极强的说服力，因此一上市就轰动美国，震惊了全世界。

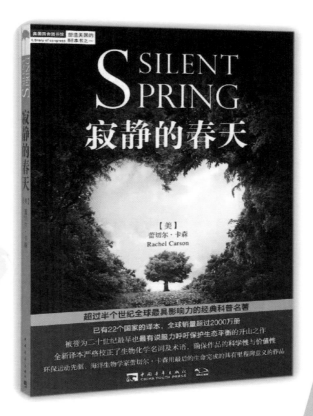

《寂静的春天》

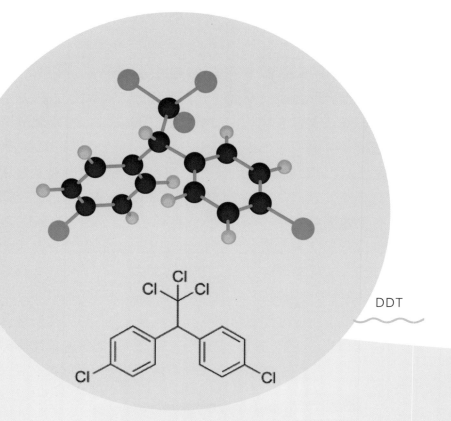

DDT

　　《寂静的春天》引发了全球的环境保护运动。自此，"保护环境"成为全人类的共识。1972年，美国宣布禁止使用DDT，同年联合国在斯德哥尔摩召开"人类环境大会"，会议通过了《人类环境宣言》。此后，《生物多样性保护公约》《臭氧层保护公约》《气候变化框架条约》等不断签署，各国政府积极开展行动保护环境。

　　注 DDT在自然环境中非常难降解，被植物吸收后，会直接或间接地转移到动物或人的体内，并在动物或人体的脂肪中蓄积。鸟类体内含有DDT会导致产下软壳蛋且蛋不能孵化，如美国国鸟白头海雕几乎因此而灭绝。医学研究表明，DDT对人类肝脏的功能和形态有影响，并有明显的致癌性。

（4）滥用抗生素的悲哀

2015年,中国科学院广州地球化学研究所发布的一项研究结果表明,2013年中国全年使用抗生素16.2万吨,约占全世界用量的一半,其中52%为兽用抗生素,48%为人用抗生素,每年超过5万吨抗生素通过废弃物排放进入水土环境中。我国的抗生素滥用问题已经到了必须改变的程度,滥用抗生素会给子孙后代带来巨大的危害。

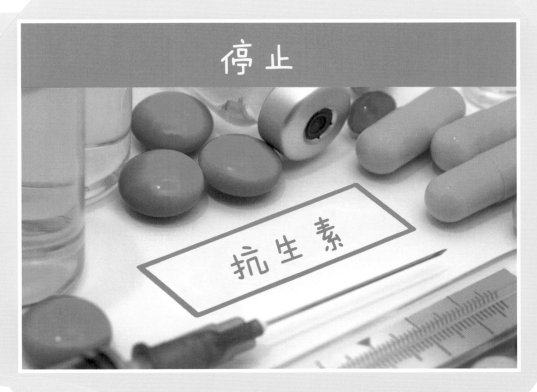

停止滥用抗生素

毒副作用。是药三分毒，用药应严格遵照医嘱，切不可"盼复"心切，擅自加大抗菌药物的药量。否则，很可能会损伤神经系统、肾脏和血液系统。所以，不提倡大家但凡有病就输液，应慎用抗生素。

　　耐药性。大量地使用抗生素，在杀灭大多数普通细菌的同时，原先并不占优势的具有抗药性的致病菌却存留了下来，并大量繁衍。由于受到药物的长期刺激，一部分致病菌产生变异，成为耐药菌株。这种耐药性既会被其他细菌所获得，也会遗传给下一代。"超级细菌"在很大程度上就是滥用抗菌药物而催生出来的。

　　也许未来的某一天，人类将遭遇无药可医的超级病菌、全球性的化学污染、毁灭性的辐射危机，这一切是多么可怕！

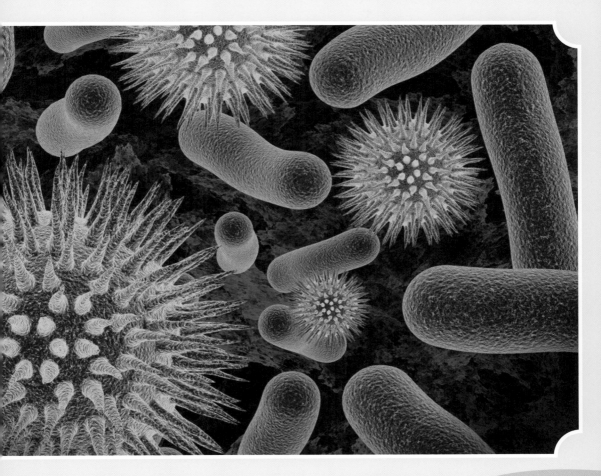

细菌示意图

5. 70岁是个分界岭

有一点值得我们注意,在70岁之前,也就是人类理论寿命的前一半时间里,生活状态和环境因素对寿命的影响最为明显,而在后半段时间里,长寿基因与表观遗传的因素则起到了决定性的作用。因此,我们要坚信自己能够达到人类的理论寿命,至少在70岁前,我们要注意生活的各种细节,包括作息、饮食、环境等。而在70岁之后,决定我们寿命长短的因素更多地与遗传基因相关,对于这一点,虽然不排除将来可能利用基因技术改变它,但是目前我们仍需在日常生活中多注意细节,达到减少基因突变、延缓衰老的目的。

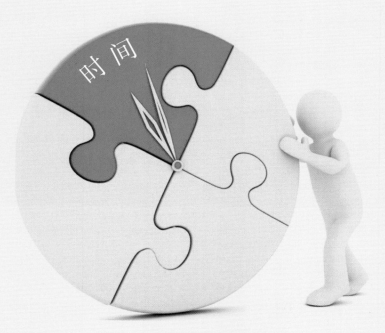

减缓时钟运转示意图

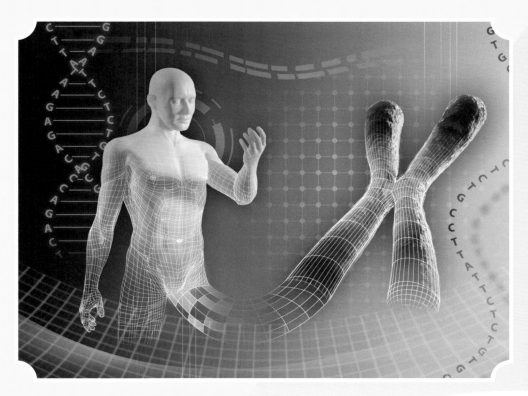

呵护染色体

　　我们要敬畏自然，也许在很长的一段时间内（甚至永远），我们依旧不能完全地掌握自然规律，但至少我们能够去理性地面对它。如同调控端粒酶一样，既然不能一蹴而就地延长寿命，那么我们何不设定一个个小目标，一步一步、踏踏实实地向目标前行呢。

　　科技是一把双刃剑。面对科技日新月异的发展，我们懂得的知识越来越多，但与此同时，我们也会越发地感觉到自己的渺小。如果我们把已知的世界比作一个球，那么它在不断变大的同时，与未知世界的接触面就越来越大,不明白的和需要掌握的东西会越来越多。

　　人类终究走向哪里?就像科幻小说中说的那样,也许会通过虫洞前往宇宙的另一端!也许会移民到其他的宜居星球!也许长生不老就不再是梦……

　　生命是短暂的,因为短暂,所以更加美好!生命充满着奥秘与神奇,每一个生命都是历经亿万年自然选择的胜利者,都值得我们去敬畏!善待生命,保护自然,不忘初心,方得始终!